熱性けいれん（熱性発作）診療ガイドライン

2023

監修　日本小児神経学会

編集　熱性けいれん診療ガイドライン改訂ワーキンググループ

診断と治療社

JN033157

発刊にあたって

　日本小児神経学会では，小児神経疾患に対し一定の標準化された医療が提供できるように，エビデンスに基づいた診療ガイドラインを策定する目的で，2011 年にガイドライン統括委員会（以下統括委員会）を発足させました．現在では，統括委員会のもと，各ガイドライン策定ワーキンググループ（WG），同・改訂 WG，および 2018 年に発足したシステマティックレビュー小委員会とともに，ガイドラインの作成を行っています．

　Minds 診療ガイドライン作成の手法に則った本学会最初の診療ガイドラインとして，「熱性けいれん診療ガイドライン 2015」が刊行されました．「熱性けいれん診療ガイドライン 2015」は，その後策定した「小児急性脳症診療ガイドライン 2016」，「小児けいれん重積治療ガイドライン 2017」とともに，医療者のみでなく，患者さんやご家族の意思決定のサポートとして，広く活用されています．

　治療の進歩や，治療介入に対するエビデンスの蓄積，倫理観の変化などにより，クリニカルクエスチョン（CQ）や，CQ に対するエビデンス総体や推奨は必然的に変化しますので，診療ガイドラインは，アップデートされたエビデンスに基づき改訂されることが求められます．また，Minds による診療ガイドライン作成手法もまた，国際基準に沿って改訂され，現在では，システマティックレビューによるエビデンス総体の評価と，益と害のバランスを勘案した推奨の提示が必須となっていますので，診療ガイドラインは，アップデートされた作成手法に則り改訂される必要があります．

　日本小児神経学会では，新規ガイドライン策定に加え，既刊のガイドライン改訂の準備を進めてきました．熱性けいれん診療ガイドライン策定 WG，および同・改訂 WG では，名古屋大学 夏目 淳委員長のもと，「熱性けいれん診療ガイドライン 2015 の医療提供者の意思決定への影響について」発刊後調査が実施されました．その調査結果や，医療者やご家族から寄せられた意見を踏まえ，また，新たにシステマティックレビューも実施され，このたび「熱性けいれん（熱性発作）診療ガイドライン2023」を上梓する運びとなりました．

　本学会では，広く活用していただけるよう，周知に尽力してまいります．診療にあたる医師や，診療を受ける方にとり，このガイドラインが有用なものであることを願っております．

　なお，この診療ガイドラインは，決して画一的な治療法を示したものではなく，守らなければいけない規則でもありません．患者さんへの治療計画は，個々に総合的に判断して決定されることが原則であり，推奨はその参考にすぎません．

　最後に，多くの時間と労力を費やし，改訂作業を遂行された，熱性けいれん診療ガイドライン改訂WG の夏目 淳委員長をはじめ，改訂 WG 委員の諸先生，システマティックレビュー小委員会，評価委員の先生方，外部評価をいただきました諸学会の先生方，パブリックコメントをいただきました先生方，刊行にあたり，きめ細かいご支援をいただきました「診断と治療社」の皆様に深謝申し上げます．

2022 年 11 月

日本小児神経学会
理事長　　　加藤　光広
ガイドライン統括委員会担当理事　　　前垣　義弘
ガイドライン統括委員会前委員長　　　福田冬季子
ガイドライン統括委員会委員長　　　柏木　充

序文（2023）

　熱性けいれんは小児期にみられる最も一般的な神経疾患の 1 つで，特に日本では欧米に比べて高い頻度でみられます．研修医から救急医，一般開業医まで多くの医師が熱性けいれんの患者の診療にかかわりますが，誰でもはじめて目の前でけいれん発作をみれば動揺をし，対処法や鑑別に悩むものです．また，再度の発作に対する家族の不安への対応，ジアゼパム予防投与の適応，予防接種など，一般診療医が日常診療で困り疑問を感ずることも多くあります．本ガイドラインを使用していただく対象は一般診療医，救急医などの必ずしも神経学を専門としない医師であり，クリニカルクエスチョン（CQ）もそうした観点で選定しました．

　熱性けいれんの診療は近年大きな変貌を遂げています．たとえば 30 年前には初発の熱性けいれんの患者が受診すれば細菌性髄膜炎の鑑別のために髄液検査を行うことも多くありましたが，現在はワクチンの進歩に伴い細菌性髄膜炎の頻度が減り熱性けいれんの初期対応は変化しています．また発症時は熱性けいれんの重積状態と鑑別を要しますが，のちに急性脳症と診断される二相性けいれんと拡散低下を呈する急性脳症（AESD）も知られるようになりました．日本小児神経学会では，こうした医学の進歩，新たな研究成果を取り入れられるように，客観的，網羅的に論文の評価を行って 2015 年に「熱性けいれん診療ガイドライン 2015」（ガイドライン 2015）を発行しました．ガイドライン 2015 の策定委員会は当初，静岡県立こども病院の故 愛波秀男先生を委員長として発足する予定でしたが，私が委員長を引き継ぎ 2012 年に委員会を発足し策定を行いました．日本小児神経学会からは本ガイドラインに続いて「小児急性脳症診療ガイドライン 2016」，「小児けいれん重積治療ガイドライン 2017」が発行され，この 3 つのガイドラインが熱性けいれん，急性脳症，てんかん重積状態という関連する病態の診療指針を相補的に示しています．

　一方で，ガイドライン 2015 の発行後には，皆さんから多くの意見をいただきました．たとえば熱性けいれんを起こして救急外来を受診し発作は治まっている際のジアゼパム坐剤の使用の是非，脳波検査の適応，発熱時ジアゼパム坐剤予防投与基準など様々な考え，意見があることがわかりました．これらの診療方針決定には単なる科学的，医学的根拠のみならず，患者家族の心理的不安，社会状況も加味して判断することが必要です．ガイドラインも医学研究の結果に加えて様々な立場の人の価値観も考慮して作成，改訂がされていくべきものです．このたびの改訂版「熱性けいれん（熱性発作）診療ガイドライン 2023」は全体の構成は大きく変更せずいわゆるマイナーチェンジになっています．そのためガイドライン 2015 に対して寄せられた多くの意見のすべては反映できていないかも知れません．それでも，CQ の内容の更新に加え，熱性けいれんの遺伝に関する項目の追加，保護者向けの発熱時ジアゼパム坐剤予防投与のパンフレットの例や海外の熱性けいれんのガイドラインの紹介を加えるなど，より使いやすいものを目指しての工夫を行いました．また，ガイドラインのタイトルに熱性発作という用語を加えています．これは熱性けいれんには強直間代を示さない非けいれん性の発作があり，英語の febrile seizure にあたる熱性発作としたほうが非けいれん性発作を含む用語として適切と考えたためです．タイトルの変更が熱性けいれんの正しい理解にもつながればと考えています．

　最近のガイドラインの策定では重要臨床課題，フォアグラウンドクエスチョンはシステマティックレビュー（SR）を行うことが求められます．しかし熱性けいれんの診療においては多くの CQ についてエビデンスが不十分で SR を行うことが困難でした．このたびの改訂では SR を施行できていない CQ はバックグラウンドクエスチョンとして，推奨文は示さずに代わりに要約の記載になっていることにも留意下さい．そのなかで，熱性けいれんの再発予防のために解熱薬を使用すべきかについては SR を行い推奨の決定を行いました．不慣れな SR の作業を進めていくなかで，Minds の皆さんにはオ

ンデマンドセミナーやガイドライン作成相談の開催などで多くの助言をいただきました．日本小児神経学会では SR 小委員会が組織されており，今後の本ガイドラインの改訂や他のガイドラインの作成のためにも SR チームの更なる充実が期待されます．

　自分にとってガイドライン 2015 は初めてのガイドライン作成で，このたびの改訂作業も初めての経験でしたが，日本小児神経学会のガイドライン改訂 WG，ガイドライン統括委員会，SR 小委員会，外部評価やパブリックコメントをいただいた皆様，および Minds の皆様の助言をいただき，改訂を進めることができました．ガイドライン 2015 および改訂版のガイドライン 2023 の作成に協力いただいた皆さんにこの場を借りてお礼を申し上げます．

2022 年 11 月

日本小児神経学会
熱性けいれん診療ガイドライン改訂ワーキンググループ委員長　　夏目　淳

序文 (2015)

　熱性けいれんは小児期にみられる最も一般的な神経疾患の一つで，特に日本では欧米に比べて高い頻度でみられます．研修医から救急医，一般開業医まで多くの医師が熱性けいれんの患者の診療にかかわりますが，誰でもはじめて目の前でけいれん発作をみれば動揺をし，対処法や鑑別に悩むものです．また，再度の発作に対する家族の不安への対応，ジアゼパム予防投与の適応，予防接種など，一般診療医が日常診療で困り疑問を感ずることも多くあります．本ガイドラインを使用していただく対象は一般診療医，救急医などの必ずしも神経学を専門としない医師であり，クリニカルクエスチョン（CQ）もそうした観点で選定しました．

　熱性けいれんの診療は近年大きな変貌を遂げています．たとえば 20 年前には初発の熱性けいれんの患者が受診すれば細菌性髄膜炎の鑑別のために髄液検査を行うことも多くありましたが，現在はワクチンの進歩に伴い細菌性髄膜炎の頻度が減り熱性けいれんの初期対応は変化しています．また発症時は熱性けいれんの重積状態と思われるような急性脳症と診断される二相性けいれんと拡散低下を呈する急性脳症（AESD）も知られるようになりました．本ガイドラインはこうした医学の進歩，新たな研究成果を取り入れられるように，客観的，網羅的に論文の評価を行って作成されました．

　一方で，熱性けいれんには今でも解決されていない臨床的，研究的問題も多くあります．たとえば側頭葉てんかんと乳幼児期の熱性けいれん重積状態の関連には議論があり，多くの臨床研究や動物実験などが行われています．また熱性けいれんにかかわる遺伝子も報告されていますが，多くの熱性けいれんの患者においては遺伝形式は複雑で未解明です．本ガイドラインの作成においても十分なエビデンスがみつけられない CQ も多くありました．そうした CQ については委員会で議論を重ねて，委員会において推奨グレードの投票を行い，偏りのない意見となるように努めました．ガイドラインの内容について違った意見をもつ読者の方もいると思いますが，本ガイドラインの策定がきっかけとなりさらなる議論や臨床研究が進み，熱性けいれんの患者さんたちがこれまで以上に適切な医療を受けられるようになることを期待しています．

　本ガイドライン策定委員会は当初，静岡県立こども病院の故愛波秀男先生を委員長として発足する予定でしたが，私が委員長を引き継ぎ 2012 年に委員会を発足しました．自分にとってガイドライン策定にかかわるのははじめての経験でとまどうことも多くありましたが，当時のガイドライン統括委員長（現担当理事）である杉江秀夫先生，「てんかん治療ガイドライン 2010」（監修 日本神経学会）の作成などにかかわってこられた須貝研司先生，「デュシェンヌ型筋ジストロフィー診療ガイドライン2014」（監修 日本神経学会）の作成委員であった小牧宏文先生をアドバイザーに迎え，策定委員会の皆さんの力添えもあって本ガイドラインを完成させることができました．策定委員会に参加いただいた小島原典子先生にはガイドライン作成の基本からご指導いただき大きな助けとなりました．また外部評価やパブリックコメントでも多くのご意見をいただき大変参考になりました．本ガイドライン策定に協力いただいた皆さんにこの場を借りてお礼を申し上げます．

　2015 年 3 月

日本小児神経学会
熱性けいれん診療ガイドライン策定委員会委員長　　夏目　淳

1　ガイドライン作成および改訂の背景

熱性けいれんは小児によくみられる疾患で，一般小児科医，内科医，救急医，研修医などが診療する機会が多い．基本的には予後良好なことが多い疾患である一方で，初期対応，再発予防法，検査の必要性，家族の不安に対する対応，予防接種など医師がとまどうことも多い．そのため，標準化された適切な診療を行うための指針，ガイドラインが求められる．

それに答えるため，熱性けいれん懇話会が1988年に「熱性けいれんの治療指針」を提示し，1996年に「熱性けいれんの指導ガイドライン」として改訂が行われた．このガイドラインは長年多くの医師の診療の助けとなってきた．

海外では，米国小児科学会（American Academy of Pediatrics：AAP）の分科会が1996年に初発の単純型熱性けいれんにおける腰椎穿刺や脳波検査の適応などの指針を雑誌 Pediatrics に掲載し，2011年にはそれを改訂したガイドラインを掲載している．1996年の指針では髄液検査を比較的強く推奨していたのに対して，2011年の改訂では髄膜刺激症状や中枢神経感染症が疑われる症状があるものに限定するなど，大きな内容の修正がみられた．

日本においても最近の臨床研究・報告を加味した新しいガイドラインが必要と考え，2015年に日本小児神経学会から「熱性けいれん診療ガイドライン2015」（以下，ガイドライン2015）を発行した．近年のガイドライン作成においては医療情報サービス Minds（マインズ）から客観性のあるエビデンスに基づいた作成方法が推奨されており，ガイドライン2015も Minds の手法に基づいてガイドライン作成を行ったことが1988年，1996年の「熱性けいれんの指導ガイドライン」と異なるところである．そしてガイドライン2015を発行してから7年が経ち，新しい臨床研究・報告を検討してガイドラインの改訂を行った．改訂されたガイドラインは「熱性けいれん（熱性発作）診療ガイドライン2023」（以下，ガイドライン2023）として発行した．

2　ガイドラインの目的と対象，利用者

本ガイドラインの目的は，広く一般診療に従事する医師が熱性けいれんの診療を行うのに役立つ指針を示すことにある．対象となる患者は，熱性けいれんを起こした小児であり，てんかんなど他の発作性疾患は対象としていない．本ガイドラインの利用者は，一般の小児科医，内科医，開業医，救急医などを想定している．そのため，ガイドラインの内容は初期対応や一般診療にかかわることにしぼっており，難治性発作の治療や特殊検査など専門性の高い課題は取り扱っていないことに留意いただきたい．

3　熱性けいれんの健康上の課題

熱性けいれんを起こした小児における健康上の課題は以下のものがある．①熱性けいれんを起こして救急外来を受診した際の救急対応，②脳波，画像などの検査の適応，③熱性けいれんを起こしたことがある小児における熱性けいれん再発予防薬や解熱剤の適応，④熱性けいれんを起こしたことがある小児において注意すべき薬剤，⑤熱性けいれんを起こしたことがある小児における予防接種．いずれも一般小児科医，内科医，救急医などの対応が必要な課題であり，本ガイドラインではこれらを臨床課題として取り扱った．

4　ガイドライン作成および改訂の資金源と委員の利益相反について

ガイドラインの作成および改訂は日本小児神経学会の経費負担により行われた．ガイドラインの売り上げによる利益は作成にかかった経費として充当するものとする．ガイドライン作成にかかわ

る熱性けいれん診療ガイドライン改訂ワーキンググループ(以下,ガイドライン改訂 WG)およびガイドライン統括委員会の委員長,委員,担当理事は「役員・委員長・倫理委員・COI 委員の COI 自己申告書」(https://www.childneuro.jp/modules/about/index.php?content_id=6 参照)を日本小児神経学会理事長に提出した.ガイドライン改訂 WG 委員長の夏目 淳は愛知県からの寄付金で運営されている名古屋大学大学院医学系研究科障害児(者)医療学寄附講座の教員であり,愛知県と利益相反関係にあるが,愛知県は本ガイドラインの作成,改訂に一切介入していない.日本小児神経学会の定める COI 自己申告基準にてそのほかに経済的,アカデミック COI は,ガイドライン統括委員会,本ガイドライン改訂 WG,外部評価委員において認めなかった.以上の方法によって,推奨決定を含めたガイドライン作成過程に影響を及ぼす COI がないことを注意深く確認して改訂作業を行った.

5 ガイドライン作成・改訂の組織

本ガイドライン作成および改訂は日本小児神経学会のガイドライン統括委員会によって決定され,2017 年にガイドライン改訂 WG が組織された.ガイドライン策定 WG および改訂 WG は大学病院,小児病院,総合病院のほかに個人医院で働いている医師など幅広い立場の医師によって構成された.またクリニカルクエスチョン(CQ)の決定においてはパネル会議として,ガイドライン改訂 WG の委員のほかに一般小児科医,救急担当医,看護師,保育士,幼稚園教諭,患者保護者を加えたパネル会議を開催して様々なステークホルダーの意見を集約した.特に医療従事者のみならず,患者保護者や保育士,幼稚園教諭などの熱性けいれんに対する不安や医師に対する希望などの聴取を行った.その結果,救急医からは病院で経過観察する時間の設定,救急外来で検討すべき因子,保育士,看護師,患者家族からはジアゼパム坐剤の保育園での預かり時の問題点,ジアゼパム坐剤を使用する熱の基準,解熱薬との混同,保護者の発作時対応の記載などについて意見があり,ガイドライン改訂の参考にした.

6 ガイドラインの作成および改訂方法

1 「熱性けいれん診療ガイドライン 2015」の作成方法

ガイドライン 2015 の作成においてはガイドライン策定 WG で臨床課題のリストアップを行い,取り扱う CQ を決定し,各 CQ において客観的・網羅的に文献検索するキーワードを検討した.文献検索は日本医学図書館協会に依頼し,原則として 2013 年 1 月に検索し,追加検索を行った CQ については CQ ごとに記載した.PubMed および医学中央雑誌,Cochrane Library Systematic Review から網羅的,系統的に検索を行った.検索期間は 1983 年以降,言語は英語と日本語に絞り込んだ.また 1996 年に熱性けいれん懇話会で策定された「熱性けいれんの指導ガイドライン」,米国における AAP 分科会が策定したガイドラインなども参考とし,必要に応じてハンドサーチも行った.検索された文献についての一次スクリーニングは,CQ に関連の低い文献の削除を目的として,動物実験,熱性けいれん以外のけいれん発作についての論文などを除外した.一次スクリーニングで選択された論文についてはフルテキストを手配し,構造化抄録を作成して,複数の委員で二次スクリーニングを行った.二次スクリーニングでは少数の症例報告や日本では使用できない薬剤など,CQ に対するエビデンスとならない文献を除外した.二次スクリーニングで採用された論文について委員会でエビデンスレベルの評価を行った.熱性けいれんは良性の経過をたどることが多い疾患のため,大規模なランダム化比較試験や高いエビデンスレベルの文献が少ない CQ もみられた.その場合はエキスパートオピニオンとして推奨されている内容についても委員会で客観的に評価して検討した.そのうえで,各 CQ を担当した委員が要約,推奨文,解説文の案を作成した.要約,推奨文はガイドラインを使用する医師が CQ についての推奨を短時間でわかるように簡潔に作成し,解説文では推奨文の根拠となる論文の紹介や考察を記載した.各委員が要約,推奨,解説についてプレゼンテーションを行い,WG で検討,修正を行った.

ガイドライン 2015 は Minds のガイドライン作成の手引き 2007 を参照して，エビデンスレベルの評価は，Oxford Centre for Evidence-Based Medicine 2011 におけるエビデンスレベル（表 1）を用い，「デュシェンヌ型筋ジストロフィー診療ガイドライン」作成委員会で作成された日本語訳を活用した．推奨グレードは AHCPR（現 AHRQ）によるグレードを採用した．

2 ガイドライン 2015 発行後の経緯

　熱性けいれん診療ガイドライン策定 WG ではガイドライン 2015 の発行後に，日本小児神経学会の英文誌である Brain & Development 誌に英文総説としてガイドライン 2015 の英文版を掲載し（Brain Dev 2017；39：2-9），またガイドライン 2015 発行の診療行動への影響の全国調査を行った（Brain Dev 2020；42：28-34）．それらの活動を踏まえ，日本小児神経学会では 2017 年にガイドライン改訂 WG を発足し，ガイドライン 2015 の改訂作業を行ってきた．その目的は，ガイドライン 2015 作成以降の新しい臨床研究の知見を評価し，またガイドライン 2015 に対しての読者からの意見も反映させて，より役立つガイドラインを作成することである．改訂されるガイドラインにおいても，ガイドラインの目的は，広く一般診療に従事する医師が熱性けいれんの診療を行うのに役立つ指針を示すことにあることに変わりはない．使用していただく対象は，一般の小児科医，内科医，開業医，救急医などである．そのため，ガイドラインの内容は初期対応や一般診療にかかわることに絞っており，難治性発作の治療や特殊検査など専門性の高いことは取り扱っていない．

3 ガイドラインのタイトル

　新しいガイドラインのタイトルを「熱性けいれん（熱性発作）診療ガイドライン 2023」とした．熱性けいれんは febrile convulsion の日本語訳で長く国内で使用されてきた用語ではあるが，近年英語では febrile seizure という用語が多く用いられている．これは熱性けいれんにおいても強直間代を示さない非けいれん性の発作があり，convulsion よりも seizure のほうが適切なためと考えられる．日本語でも熱性発作としたほうが非けいれん性発作を含む用語として適切であろう．ただし，熱性けいれんは医療従事者に限らず広く知られた用語であり，このたびの改訂ですべてを熱性発作としてしまうのは読者が混乱する可能性があるため本文中の熱性けいれんという用語はそのままとして，表題を「熱性けいれん（熱性発作）診療ガイドライン 2023」とすることで熱性発作という用語を知っていただくきっかけとしたい．その他の用語の修正や整理としては，同一発熱性疾患罹患中に発作を繰り返すものは反復，別の発熱機会に発作が再度起こるものは再発と用語を区別した．

4 ガイドライン 2023（ガイドライン 2015 の改訂）の作成方法

　ガイドライン改訂 WG の委員長を含む 11 名の委員がガイドライン 2015 のクリニカルクエスチョン（CQ）の再検討，文献の一次・二次スクリーニング，推奨文，要約，解説文の案の作成を行った．ガイドライン改訂 WG ではまず取り扱う CQ の再検討を行った．熱性けいれんは医療関係者に限らず保護者や保育士など子どもに接する様々な人がかかわる疾患であるため，CQ の決定に際しては改訂 WG のメンバーに加えて熱性けいれんを起こした小児の保護者，保育士，幼稚園教諭，看護師，救急医，神経学を専門としない小児科医を加えたパネル会議を開催した．その結果，解熱薬の使用についてはシステマティックレビューを行ってエビデンスの質を評価すること，脳波についてはガイドライン 2015 よりもさらに詳しく検討を行い CQ の数を増やすことが決定された．また総論においては熱性けいれんの遺伝，遺伝子についての解説を加えることにした．また参考資料として海外のガイドラインの解説，保護者向けの発熱時ジアゼパム予防投与のパンフレットの例も作成した．

　ガイドライン 2023 への改訂における文献検索はガイドライン 2015 で検索した 2013 年 12 月 31 日以降の文献を加えた 2020 年 12 月 31 日までの検索を行った．あらためて日本医学図書館協会に 1983/01/01〜2020/12/31 に発行された文献の検索を 2021 年 4 月に依頼し，客観的・網羅的な文献の抽出を行った．検索データベースはガイドライン 2015 と同様に PubMed，医学中央雑誌，Cochrane Library Systematic Review からキーワードを用いて網羅的，系統的に行った．また必要に応じてハンドサーチで確認された文献も加え，海外のガイドラインも参考にした．

ガイドラインの改訂の過程では Minds のガイドライン作成ワークショップへの参加，オンデマンドセミナーの開催，ガイドライン作成相談を企画し，Minds のガイドライン作成の方法論に沿って改訂作業を行った．ガイドライン 2015 は「Minds 診療ガイドライン作成の手引き 2007」に基づいて作成が行われたが，このたびの改訂では「Minds 診療ガイドライン作成の手引き 2014」をもとに作成を行った．作成の手引き 2014 以降に Minds からさらに新しい手引きが発行されてはいるが，ガイドライン作成途中で作成方法を変更するのはむずかしいため，参考とする手引きは 2014 年版として作成を進めた．手引き 2014 に基づいたことによるガイドライン 2015 との大きな違いは，これまでの CQ がバックグラウンドクエスチョンとフォアグラウンドクエスチョンに分かれたことである．バックグラウンドクエスチョンとなった CQ ではガイドライン 2015 で推奨として記載した内容は要約として示した．バックグラウンドクエスチョンとなった CQ の要約については，ガイドライン 2015 の作成時と同様に Minds の手引き 2007 に従ってガイドライン改訂 WG の委員全員で一部の意見に偏らないように各文献の内容やエビデンスレベルの評価を行い要約を決定した．

5 システマティックレビュー

　フォアグラウンドクエスチョンに設定した解熱薬の適応（CQ 6-1）については日本小児神経学会のシステマティックレビュー小委員会に所属するシステマティックレビューチームによるシステマティックレビューを経てガイドライン改訂 WG およびパネル会議で推奨を検討した．PICO を設定したのちの文献検索では，熱性けいれんの既往がある小児において発熱時の解熱薬使用の有無による熱性けいれんの再発頻度について検討したランダム化比較試験を抽出した．抽出された各文献について Risk of bias の評価，メタアナリシスを経て，エビデンス総体の質の評価を行った．詳細については CQ 6-1 および資料 CQ 6-1-01〜06 を参照いただきたい．

6 推奨の作成

　システマティックレビューチームによるサマリーレポートをもとに，推奨作成を行った．推奨の決定においてはエビデンス総体の質，利益と害のバランス，患者の価値観などを考慮し推奨のグレーディングの検討を行った．本項においても詳細は CQ 6-1 および資料 CQ 6-1-01〜06 を参照いただきたい．

7 外部評価

　ガイドライン改訂 WG による要約，推奨文，推奨グレード，解説文が完成してから，日本小児科学会，日本小児科医会，日本小児保健協会，日本小児アレルギー学会，日本小児感染症学会，日本小児救急医学会，日本外来小児科学会に外部評価を依頼した．外部評価として，国際抗てんかん連盟の提唱する用語を用いること，システマティックレビューから除外した論文の除外理由，ジアゼパム坐剤の有効血中濃度維持時間などについて意見や質問があり，修正を行った．一方で新型コロナワクチンの影響についての記載の要望があったが，今後新たなエビデンスが多く発表されてくることが予想されるため，ガイドライン改訂時点での不確定な情報の記載は行わず，今後の検討課題であることの記載にとどめた．パブリックコメントは日本小児神経学会ホームページ上で学会員から収集し，ガイドライン案の修正を行った．熱性けいれん重積状態の定義，熱性けいれん再発予測因子，発熱時ジアゼパム坐剤投与の適応基準などについて意見や質問があり，説明や修正を行った．日本小児神経学会内の 3 名の評価者からも意見をいただき対応を行った．熱性けいれんは患者数が多い一方で，多くの患者で経過が良好なため本ガイドラインの外部評価を依頼するのに適切な患者団体を見つけられなかったが，熱性けいれんを起こしたことがある小児の保護者にパネル会議に参加いただくことで，本ガイドライン案に対する意見，要望をうかがい，最終案に反映させた．さらに AGREE II に沿ったガイドライン公開前評価を Minds に依頼し，その結果に基づいて最終的な修正を行った．公開前評価では，パネル会議に患者家族が参加していることなど利害関係者のガイドライン作成参加，およびガイドライン 2015 発刊後の意見を収集して改訂に役立てていることについて評価が高かった．一方で，外部評価や改訂手続きの詳細かつ明瞭な記載，評価結果がガイドライン作成過程にどのように活用されたか，今後の課題の明確な記載，COI の開示結果と対応な

どについて指摘を受け，追加記載や修正を行った.

7　今後の課題と方針

　　7年ぶりのガイドライン改訂を行ったが，臨床的には重要なCQでもエビデンスの高い文献が少なく，システマティックレビューが困難な臨床課題が多くみられた．良性な経過をたどることが多いとされる熱性けいれんの診療にも解決されるべき多くの課題があることが明らかになった．以下に今後の課題や方針について記載する.

1　エビデンス

　　発熱時ジアゼパム坐剤予防投与の対象基準，脳波検査の診療判断における有用性，有熱時発作で来院した際のジアゼパム坐剤投与など，重要な臨床課題であってもエビデンスレベルの高い文献が不十分なものが多くみられた．そのため，脳波検査の適応など改訂作業の初期にはシステマティックレビューを検討したが施行できなかったCQが存在した．結果としてシステマティックレビューによる推奨の決定ができたものはCQ6-1 解熱薬の使用のみになり，他のCQはバックグラウンドクエスチョンとして推奨ではなく要約としてガイドライン改訂WGの最終意見を記載した．システマティックレビューを行えなかったが重要な臨床課題と考えられる項目については，今後のエビデンス構築を意識した臨床研究の遂行が必要である．本ガイドラインが今後の臨床研究活性化のきっかけとなることを期待している.

2　ガイドライン活用促進の方策

　　本ガイドラインの効果的な普及のために，ホームページでの告知，関連学会や地域の研究会での講演などを行う予定である.

3　ガイドライン普及，活用状況のモニタリング

　　ガイドライン公開後モニタリング，新しい臨床研究の成果や医療状況の変化を踏まえて，今後も継続的に熱性けいれん診療ガイドラインの改訂を行うことが望まれる．ガイドライン2015の発行後には全国の日本小児科学会専門医へのアンケート調査でガイドライン公開後の熱性けいれんの検査，治療選択の変化などについてモニタリングを行った．このたびの改訂においても診療行動の変化や患者への効果の調査を検討したい.

4　今後のガイドライン改訂

　　ガイドライン2015の発行から2年後の2017年にガイドライン改訂WGを発足し5年かけて今回のガイドライン改訂を行った．次の改訂は，新しいエビデンスや社会状況，本ガイドラインに対する評価をみて，日本小児神経学会ガイドライン統括委員会で検討されることになるであろう.

熱性けいれん（熱性発作）診療ガイドライン 2023　作成組織

監修

日本小児神経学会

編集

熱性けいれん診療ガイドライン改訂ワーキンググループ

熱性けいれん診療ガイドライン改訂ワーキンググループ

■委員長

夏目　　淳　　名古屋大学大学院医学系研究科 障害児（者）医療学寄附講座（愛知県）

■委員

石井　敦士　　国際医療福祉大学福岡保健医療学部，福岡山王病院小児科（福岡県）
岡　　牧郎　　国立成育医療研究センターこころの診療部 児童・思春期メンタルヘルス診療科（東京都）
柏木　　充　　市立ひらかた病院小児科（大阪府）
金村　英秋　　東邦大学医療センター佐倉病院小児科（千葉県）
久保田雅也　　島田療育センター小児科（東京都）
田中　雅大　　日本赤十字社愛知医療センター名古屋第一病院小児科（愛知県）
田邉　卓也　　田辺こどもクリニック（大阪府）
浜野晋一郎　　埼玉県立小児医療センター神経科（埼玉県）
三牧　正和　　帝京大学医学部小児科（東京都）
吉田　　登　　順天堂大学医学部附属練馬病院小児科（東京都）

日本小児神経学会ガイドライン統括委員会

■担当理事

前垣　義弘　　鳥取大学医学部脳神経医科学講座脳神経小児科学分野

■前委員長

福田冬季子　　浜松医科大学医学部医学科浜松成育医療学講座

■委員長

柏木　　充　　市立ひらかた病院小児科

■委員

稲垣　真澄　　鳥取県立鳥取療育園
是松　聖悟　　埼玉医科大学総合医療センター小児科

白石　秀明　　北海道大学病院小児科・てんかんセンター

■アドバイザー
福田冬季子　　浜松医科大学医学部医学科浜松成育医療学講座

パネル会議メンバー

森脇とみ子　　順天堂大学医学部附属練馬病院　看護師
安田　　有　　ピノキオ幼児舎　保育士
森下　史子　　ピノキオ幼児舎　保育士
藤木ゆかり　　熱性けいれん患者家族
佐藤　牧子　　枝光会駒場幼稚園　教諭
前川　貴伸　　国立成育医療研究センター総合診療部・総合診療科
植松　悟子　　国立成育医療研究センター総合診療部・救急診療科

システマティックレビューチーム

柏木　　允　　市立ひらかた病院小児科
田中　雅大　　日本赤十字社愛知医療センター名古屋第一病院小児科
吉田　　登　　順天堂大学医学部附属練馬病院小児科

評価委員

飯沼　一宇　　東北大学名誉教授
橋本　　清　　日本医科大学名誉教授
渡辺　一功　　名古屋大学名誉教授

外部評価

日本小児科学会
日本小児科医会
日本小児アレルギー学会
日本小児感染症学会
日本小児救急医学会
日本外来小児科学会

Minds ガイドライン作成相談

森實　敏夫　　日本医療機能評価機構　客員研究主幹

目次

第1部　総論

第2部　各論

1. 初期対応

2. 熱性けいれん重積状態

3. 脳波検査

4. 治療（1）発熱時のジアゼパム坐剤

5. 治療（2）抗てんかん薬内服

6. 治療（3）解熱薬

7. 注意すべき薬剤

8. 予防接種

CQ・推奨・要約一覧

1. 初期対応

CQ 1-1　有熱時発作を認め救急受診した場合に髄液検査は必要か

1. 髄液検査をルーチンに行う必要はない
2. 遷延性の有熱時発作，髄膜刺激症状，30 分以上の意識障害，大泉門膨隆など細菌性髄膜炎をはじめとする中枢神経感染症を疑う所見を認める例では髄液検査を積極的に行う

CQ 1-2　有熱時発作を認め救急受診した場合に血液検査は必要か

1. 血液検査をルーチンに行う必要はない
2. 全身状態不良などにより重症感染症を疑う場合，発作後の意識障害が持続する場合，脱水を疑う所見がある場合などに血清電解質，血糖値，白血球数，血液培養を考慮する
3. 遷延性の有熱時発作，発作後の意識障害の持続などがあり，急性脳症との鑑別を要する際は，血清 AST，ALT などの生化学検査および血糖値などを考慮する

CQ 1-3　有熱時発作を認め救急受診した場合に頭部画像検査は必要か

1. ルーチンに頭部 CT/MRI 検査を行う必要はない
2. 発症前からの発達の遅れを認める場合，発作後麻痺を認める場合，焦点発作（部分発作）や遷延性発作の場合などは，頭部 CT/MRI 検査を考慮する

CQ 1-4　有熱時発作を起こした小児において入院（入院可能な病院への搬送）を考慮する目安は何か

1. 有熱時発作を起こして受診した患者における入院の基準は施設や地域によって異なるが，以下の項目が入院を考慮する目安となる
   1) 発作が 5 分以上続いて抗てんかん薬の静注を必要とする場合
   2) 髄膜刺激症状，発作後 30 分以上の意識障害，大泉門膨隆がみられたり，中枢神経感染症が疑われる場合
   3) 全身状態が不良，または脱水所見がみられる場合
   4) 発作が同一発熱機会に繰り返しみられる場合
   5) 上記以外でも診療した医師が入院が必要と考える場合

CQ 1-5　来院時に熱性けいれんが止まっている場合に外来でジアゼパム坐剤を使用したほうがよいか

1. 来院時に熱性けいれんが止まっている場合，外来でルーチンにジアゼパム坐剤を入れる必要はない

2. 熱性けいれん重積状態

CQ 2-1　熱性けいれん重積状態の初期治療薬は何か

1. 発作が 5 分以上持続している場合，ジアゼパム，ミダゾラム，ロラゼパムのいずれかの静注，またはミダゾラムの口腔投与を行うか，静注が可能な施設に搬送する
2. いずれも呼吸抑制には注意をする
参考投与量
・ジアゼパム（セルシン®，ホリゾン®）
　0.3〜0.5 mg/kg を緩徐に静脈内投与（添付文書では小児用量の規定はない）
・ミダゾラム（ミダフレッサ®）
　0.15 mg/kg を 1 mg/ 分の速度で緩徐に静脈内投与
・ロラゼパム（ロラピタ®）
　0.05 mg/kg（最大 4 mg）を 2 mg/ 分の速度で緩徐に静脈内投与
・ミダゾラム口腔用液（ブコラム®）

修正在胎 52 週(在胎週数＋出生後週数)以上 1 歳未満 2.5 mg，1 歳以上 5 歳未満 5 mg，5 歳以上 10 歳未満 7.5 mg，10 歳以上 18 歳未満 10 mg を頰粘膜投与

CQ 2-2　遷延性の有熱時発作を起こした小児において有用な検査は何か

^{要約}

1. 遷延性の有熱時発作を起こした小児において，意識障害が持続する場合や発作の再発がみられる場合は，発症時の頭部 MRI 検査が正常でも急性脳症の鑑別のために頭部 MRI の再検査や脳波検査が有用である
2. 遷延性の有熱時発作を起こした小児においては，細菌性髄膜炎などの中枢神経感染症の鑑別のため髄液検査を考慮する
3. 熱性けいれん重積状態では発症後数日以内の頭部 MRI(T2 強調像，拡散強調像)で海馬の高信号がみられることがあるが，これが将来の側頭葉てんかん発症の予測に役立つかはまだわかっていない

3.　脳波検査

CQ 3-1　熱性けいれんの既往がある小児において脳波検査はてんかん発症や熱性けいれん再発の予測に有用か

^{要約}

1. 脳波検査はてんかん発症，熱性けいれん再発の予測に有用であるという報告はあるが，脳波異常に対して治療を開始することのてんかん発症，熱性けいれん再発の予防における臨床的意義は確立していない
2. 単純型熱性けいれんを起こした小児に対して脳波検査をルーチンに行う必要はない

CQ 3-2　熱性けいれんを起こした小児における脳波異常にはどのようなものがあるか

^{要約}

1. 熱性けいれんをきたした小児のうち，13〜45% に脳波異常がみられる
2. 熱性けいれんに特異的な脳波異常はない

CQ 3-3　熱性けいれんを起こした小児において，脳波異常がみられやすい患児の臨床的特徴はあるか

^{要約}

1. 複雑型熱性けいれんではてんかん放電がみられやすい
2. 将来のてんかん発症予測を目的とする場合，脳波検査は発作後 7 日以降にとると特異性が上がる

4.　治療(1)発熱時のジアゼパム坐剤

CQ 4-1　熱性けいれんの既往がある小児において発熱時のジアゼパム投与は必要か．適応基準は何か

^{要約}

1. 熱性けいれんの再発予防の有効性は高い．しかし，熱性けいれんの良性疾患という観点と高い有害事象の出現から，ルーティンに使用する必要はない
2. 以下の適応基準 1)または 2)を満たす場合に使用する
適応基準
　1)遷延性発作(持続時間 15 分以上)
　または
　2)次の i〜vi のうち 2 つ以上を満たした熱性けいれんが 2 回以上起こった場合
　　i.　焦点発作(部分発作)または 24 時間以内に反復する発作の存在
　　ii.　熱性けいれん出現前より存在する神経学的異常，発達遅滞
　　iii.　熱性けいれんまたはてんかんの家族歴
　　iv.　初回発作が生後 12 か月未満
　　v.　発熱後 1 時間未満での発作の存在
　　vi.　38℃未満の発熱に伴う発作の存在

CQ 4-2　発熱時のジアゼパムの投与量，投与方法，投与対象期間および使用上の注意事項は何か

^{要約}

1. 37.5℃を目安として，1 回 0.4〜0.5 mg/kg(最大 10 mg)を挿肛し，発熱が持続していれば 8 時間後に同量を追加する
2. 鎮静・ふらつきなどの副反応の出現に留意し，これらの既往がある場合は少量投与にするなどの配慮を行いつつ注意深い観察が必要である．使用による鎮静のため，髄膜炎，脳炎・脳症の鑑別が困難になる場合があることに

も留意する
3. 最終発作から 1〜2 年，もしくは 4〜5 歳までの投与がよいと考えられるが明確なエビデンスはない

5. 治療（2）抗てんかん薬内服

CQ 5-1　熱性けいれんの既往がある小児において抗てんかん薬の継続的内服を行うべきか

要約

1. 熱性けいれんの良性疾患という観点と高い有害事象の出現から，抗てんかん薬の継続的内服は原則推奨されない
2. ジアゼパム坐剤による予防を図ったにもかかわらず長時間（15 分以上）の発作を認める場合やジアゼパム坐剤の予防投与を行っても繰り返し発作がみられる場合，ジアゼパム坐剤の使用が間に合わず繰り返し発作がみられる場合は抗てんかん薬の継続的内服を考慮する

6. 治療（3）解熱薬

CQ 6-1　熱性けいれんの再発予防のために解熱薬を使用すべきか

推奨

1. 発熱時の解熱薬使用が熱性けいれん再発を予防できるとするエビデンスはなく再発予防のための使用は推奨されない（解熱薬使用後の熱の再上昇による熱性けいれん再発のエビデンスはない．また，発熱による患者の苦痛や不快感を軽減し，全身状態の改善を図り，家族の不安を緩和するために解熱薬を投与することはほかの発熱性疾患と同様に行ってよい）．

GRADE 2C　推奨の強さ「弱い推奨」/ エビデンスの確実性「低」

7. 注意すべき薬剤

CQ 7-1　熱性けいれんの既往がある小児で注意すべき薬剤は何か
　　　　1. 発熱性疾患に罹患中に鎮静性抗ヒスタミン薬を使用してよいか
　　　　2. テオフィリン等のキサンチン製剤を使用してよいか

要約

1. 熱性けいれんの既往のある小児に対しては発熱性疾患罹患中における鎮静性抗ヒスタミン薬使用は熱性けいれんの持続時間を長くする可能性があり注意を要する
2. 熱性けいれんの既往のある小児に対してはテオフィリン等のキサンチン製剤使用は熱性けいれんの持続時間を長くする可能性があり推奨されない．特に発作の既往を有する場合，3 歳以下では推奨されない．また鎮静性抗ヒスタミン薬との併用は状態をより悪化させる可能性があり注意を要する

8. 予防接種

CQ 8-1　熱性けいれんの既往がある小児は予防接種をうけてよいか

要約

1. 現行の予防接種はすべて接種してよい．ただし，個別にワクチンの有用性と起こりうる副反応，および具体的な対応策を事前に十分説明し，保護者に同意を得ておく

CQ 8-2　発熱が誘発されやすいワクチンの種別は何か．またその発熱時期はいつ頃が多いか

要約

1. 麻疹ワクチンや小児用肺炎球菌ワクチン接種後の発熱率が比較的高いが，他のワクチン接種後にも発熱する可能性は考慮するべきである
2. 発熱時期は，麻疹（麻疹を含む混合ワクチン）などの生ワクチンは接種後 2 週間以内（特に 7〜10 日）が多く，小児用肺炎球菌ワクチン，Hib ワクチン，DPT-IPV ワクチン（DPT を含む混合ワクチン），日本脳炎などの不活化ワクチンは 1 週間以内（特に 0〜2 日）がほとんどである

CQ 8-3　熱性けいれんの既往がある小児に予防接種を行う場合，最終発作からの経過観察期間をどれくらいあければよいか

要約

1. 当日の体調に留意すればすべての予防接種を最終発作からの期間にかかわらず速やかに接種してよい
2. 他疾患との鑑別のために最終発作からの経過観察期間が必要な場合がある

第 1 部

総論

総論1 熱性けいれん（熱性発作）の定義

要約

　おもに生後満 6 か月から満 60 か月までの乳幼児期に起こる，通常は 38℃以上の発熱に伴う発作性疾患（けいれん性，非けいれん性を含む）で，髄膜炎などの中枢神経感染症，代謝異常，その他の明らかな発作の原因がみられないもので，てんかんの既往のあるものは除外される．

解説

　本ガイドラインにおける「熱性けいれん（熱性発作）」という用語は，"febrile convulsions" ではなく，"febrile seizures" の訳語である．熱性けいれんという言葉の使用は，発作が "convulsion"，すなわち運動発作たるけいれんに限られるような誤解を招きがちであり，本来はそれ以外の発作を含む用語である "seizure" に対応して「熱性発作」とするのが望ましい．一方で日本語の「発作」が大脳の神経細胞の過剰な興奮による "epileptic seizure" のみを指す用語ではないこと，「熱性けいれん」が長きにわたり一般的に使用されている用語であることから，本ガイドラインでは「熱性けいれん（熱性発作）」と併記することとした．以下文中では「熱性けいれん」と記載するが，非けいれん性の発作も含まれること，すなわち，脱力，一点凝視，眼球上転のみなどの発作が一部にみられることに注意する必要がある．

　熱性けいれん，すなわち febrile seizures は，1980 年の米国国立衛生研究所（National Institutes of Health：NIH）の consensus conference において，「通常 3 か月から（満）5 歳までの乳幼児期に起こる発熱に伴う発作で，頭蓋内感染症や明らかな発作の原因がみられず，無熱性の発作の既往がないもの」と定義された[1]．さらに，1993 年には国際抗てんかん連盟（International League Against Epilepsy：ILAE）が「生後 1 か月以後の小児に起こる中枢神経感染によらない発熱性疾患に伴う発作で，新生児発作やてんかん発作の既往のないもので，急性症候性発作をきたすほかの疾患・状態の定義をみたさないもの」と定めた[2]．米国小児科学会（American Academy of Pediatrics：AAP）においては，1996 年に「生後 6 か月から満 5 歳までの小児に起こる中枢神経感染によらない発熱に伴う発作」と定義し[3]，さらに 2011 年のガイドラインの改訂の際「38℃以上の発熱に伴うけいれんで，中枢神経感染症がなく，生後 6〜60 か月までの乳幼児期に起こる発作」と定義している[4]．一方わが国においては，「熱性けいれんの指導ガイドライン」（1996 年改訂版）で，熱性けいれんは「通常 38℃以上の発熱に伴って乳幼児に生ずる発作性疾患（けいれん性，非けいれん性を含む）で，中枢神経感染症，代謝異常，その他の明らかな発作の原因疾患（異常）のないもの」と定義されている[5]．なお，これらの定義のなかで用いられている「発作」も，非けいれん性発作を含む用語であることに改めて注意されたい．

　以上のように，過去のいずれの定義においても，発熱に伴う乳幼児の発作であること，中枢神経

感染症や代謝異常などの発作の原因となる疾患が明らかでないこと，無熱性の発作あるいはてんかんの既往のある児は除外されることは共通しており，本ガイドラインにおける定義でも必要な条件とした．一方，発作時の年齢や発熱の程度に関する記載については，過去の定義にはある程度のばらつきがある．また，本ガイドラインの策定にあたって参考にした諸研究においても，近年の論文を含め様々な定義が採用されているのが実情である．このことから，本ガイドラインにおいては，可能な限り臨床の現場で役立つ情報を提供するために，大多数の発作がみられる典型的な年齢層と発熱の程度を記載した．年齢の下限の目安については，熱性けいれんの初発時年齢が生後 6 か月未満であることはまれであり，この時期の有熱時発作については他疾患の鑑別が重要であるので，生後 1 か月や 3 か月ではなく 6 か月と定めた．また，過去の定義において，除外条件として「無熱性の発作の既往」があげられているが，憤怒けいれん（泣き入りひきつけ）や胃腸炎関連けいれんなどの既往児の熱性けいれんが除外されてしまうため，本ガイドラインでは「てんかん」の既往と表現した．

文献

1）Consensus statement. Febrile seizures : long-term management of children with fever-associated seizures. *Pediatrics* 1980 ; **66** : 1009-1012.

2）Guidelines for epidemiologic studies on epilepsy. Commission on Epidemiology and Prognosis, International League Against Epilepsy. *Epilepsia* 1993 ; **34** : 592-596.

3）Practice parameter : the neurodiagnostic evaluation of the child with a first simple febrile seizure. American Academy of Pediatrics. Provisional Committee on Quality Improvement, Subcommittee on Febrile Seizures. *Pediatrics* 1996 ; **97** : 769-772.

4）Subcommittee on Febrile Seizures ; American Academy of Pediatrics. Neurodiagnostic evaluation of the child with a simple febrile seizure. *Pediatrics* 2011 ; **127** : 389-394.

5）福山幸夫，間　亨，大塚親哉，三浦寿男，原美智子．熱性けいれんの指導ガイドライン．小児臨 1996 ; **49** : 207-215.

総論2 単純型熱性けいれんと複雑型熱性けいれん

要約

　熱性けいれんのうち，以下の3要素を1つ以上もつものを複雑型熱性けいれんと定義し，これらのいずれにも該当しないものを単純型熱性けいれんとする．

　　1）焦点発作（部分発作）
　　2）15分以上持続する発作
　　3）同一発熱機会の，通常は24時間以内に複数回反復する発作

解説

　複雑型熱性けいれん，すなわち complex febrile seizures という用語は，1976年に Nelson と Ellenberg により用いられた[1]．彼らは，多数の熱性けいれん既往児の調査を行い，「15分以上持続する発作，24時間以内の複数回の発作，焦点性の発作」のいずれかである場合を複雑型熱性けいれんと定義し，のちのてんかん発症に関連することを示した．これらの研究に基づき，米国小児科学会（AAP）においては，1996年に単純型熱性けいれんを「持続時間が15分未満の全般性の発作で，24時間以内に複数回反復しないもの」と定義した[2]．2011年のガイドラインの改訂の際にも，単純型熱性けいれんを同様に定義し，複雑型熱性けいれんは「焦点性の発作，15分以上持続する発作，24時間以内の複数回の発作の1項目以上を満たすもの」と定義している[3]．一方わが国においては，「熱性けいれんの指導ガイドライン」（1996年改訂版）では，複雑型熱性けいれんという用語は用いられていないが，てんかん発症に関する要注意因子の1つとして「非定型発作（部分発作，発作の持続時間が15〜20分以上，24時間以内の繰り返し，のいずれか1つ以上）」が示されている[4]．これらは元来熱性けいれんの急性期対応等で用いることを目的とした分類ではなく，てんかん発症に関連する因子の一部を3要素として取り上げて提唱された分類であること，発作出現様式のみに基づいた定義であり年齢や家族歴の有無などほかの要素は含まれないことに留意されたい．しかしながら，熱性けいれんに関連する国内外の文献では，単純型と複雑型の分類を前提にした研究が数多くみられ，本ガイドラインの解説文でも用いられている用語であることから定義の整理は必要だと考えられ，改めてその分類を示すこととした．疫学的には，従来熱性けいれんの1/4から1/3程度が複雑型とする報告が多い[1, 5-7]．

　救急外来などの急性期対応において，単純型と複雑型の区別が髄膜炎や急性脳症の鑑別や検査，入院適応の判断材料に用いられることが散見される．遷延性の有熱時発作については，CQ1やCQ2で解説したように髄膜炎，急性脳症の鑑別や検査，入院の判断に用いてよいと考えられる．一方で，焦点性要素をもつ発作や同一発熱機会の発作の反復も同様に扱ってよいかについては，複雑型熱性けいれんがてんかん発症関連因子の一部であるという元来の分類の意義を認識したうえで，別に議論されるべきだと考えられる．

　複雑型熱性けいれんの定義の要素 1）の焦点発作とは，発作中のいずれかの段階に，体の一部分に優位にみられる焦点性要素をもった運動発作や，半身けいれんや眼球偏位など左右差のある発作が観察される場合を指す．しかし，一点凝視や動作停止のみでけいれんを伴わずに意識障害を呈する発作も含むことに注意が必要で，焦点性の要素の判断は時に困難である．106 例の熱性けいれん患児の発作を詳細に検討した結果，81 例で焦点性要素を認めたとの報告もあり[8]，熱性けいれんは従来考えられているよりも焦点発作の割合が高い可能性も指摘されている．発作の目撃者が医療者であっても判断のむずかしい要素であり，複雑型熱性けいれん自体が，臨床的に正確さを欠く分類であることは認識すべきである．

　複雑型熱性けいれんの定義の要素 2）および 3）については，研究によって多少のばらつきがある．2）の持続時間を 15 分以上でなく 10 分以上と定める論文もあり，両者を併記する総説論文も散見される[5]．「熱性けいれんの指導ガイドライン」（1996 年改訂版）の「非定型発作」の持続時間も，15 〜 20 分以上と幅をもって定義されている[4]．本ガイドラインの作成にあたって参考にした文献でも，複雑型熱性けいれんの持続時間は 10 分以上あるいは 15 分以上のいずれかで定義されており統一されてはいない．そもそも，観察者が発作の開始時から目撃し，さらに発作の終了を適切に判断して持続時間を正確に評価するのは困難であり，実際には多くの研究がこの限界を前提とせざるをえない．本ガイドラインでは，定義の曖昧さを排除するために，最初の提言と同様に 15 分以上の持続を基準とすることとした．なお，熱性けいれんの発作時の対応においては，強直間代性発作が 5 分持続する場合には早期の治療介入を考慮すべきであり，熱性けいれん重積時対応の目安と複雑型熱性けいれんの定義とは区別すべきものである．

　また，3）の発作の反復がみられる期間についても，「同一発熱機会の反復」すなわち，発熱性疾患の 1 回の罹病期間内の反復とするか，「24 時間以内の反復」とするか，研究によって定義のばらつきがある．熱性けいれんが反復する場合の多くは最初の発作から 24 時間以内にみられるものの，数日持続する発熱性のエピソードの間にみられる場合も含めて複雑型熱性けいれんと扱う論文が多い現状を踏まえ，上記の表現で定義するのが妥当だと考えられた．

　以上の複雑型熱性けいれんの 3 要素は，てんかん発症に関連する因子の一部にすぎないこと，複雑型熱性けいれんであっても大多数はてんかんを発症しないことは，改めて認識すべきである．また，3 要素それぞれのてんかん発症との関連は一様ではなく，同等に扱うべきではない．多数の複雑型熱性けいれん患者を扱った複数の研究で，3 要素のなかでは焦点発作の要素を有する場合に，最もてんかん発症との関連が強いと報告されている[6, 7, 9]．焦点性要素をもつ熱性けいれんを経験した児がのちにてんかんを発症した場合，焦点てんかんとなる傾向も指摘されている[6]．他の 2 要素についてはてんかん発症との関連において重要ではないとする報告もあり[9]，個々の要素について改めて検討する必要があると考えられる．

🔗 文献

1）Nelson KB, Ellenberg JH. Predictors of epilepsy in children who have experienced febrile seizure. *N Engl J Med* 1976；**295**：1029-1033.

2）Practice parameter：the neurodiagnostic evaluation of the child with a first simple febrile seizure. American Academy of Pediatrics. Provisional Committee on Quality Improvement, Subcommittee on Febrile Seizures. *Pediatrics* 1996；**97**：769-772.

3）Subcommittee on Febrile Seizures；American Academy of Pediatrics. Neurodiagnostic evaluation of the child with a simple febrile seizure. *Pediatrics* 2011；**127**：389-394.

4）福山幸夫，関　亨，大塚親哉，三浦寿男，原美智子．熱性けいれんの指導ガイドライン．小児臨 1996；**49**：207-215.

5）Berg AT, Shinnar S. Complex febrile seizures. *Epilepsia* 1996；**37**：126-133.

6）Annegers JF, Hauser WA, Shirts SB, Kurland LT. Factors prognostic of unprovoked seizures after febrile convulsions. *N Engl J Med* 1987；**316**：493-498.

7）Birca A, Guy N, Fortier I, Cossette P, Lortie A, Carmant L. Genetic influence on the clinical characteristics and outcome of febrile seizures-a retrospective study. *Eur J Paediatr Neurol* 2005；**9**：339-345.

8）Takasu M, Kubota T, Tsuji T, et al. The semiology of febrile seizures：Focal features are frequent. *Epilepsy Behav* 2017；**73**：59-63.

9）Pavlidou E, Panteliadis C. Prognostic factors for subsequent epilepsy in children with febrile seizures. *Epilepsia* 2013；**54**：2101-2107.

総論3　熱性けいれん重積状態の定義

要約

　熱性けいれんにおいて長時間持続する発作，または複数の発作でその間に脳機能が回復しないものを熱性けいれん重積状態とよぶ．持続時間について2段階の定義があり強直間代性の発作であればt1(time point 1)が5分，t2(time point 2)が30分以上とされる．乳幼児においてはまだ十分なデータはないが，本ガイドラインでは発作が5分以上持続している場合(t1)を薬物治療の開始を考慮すべき熱性けいれん重積状態のoperational definition(実地用定義)とする．また発作が30分以上，持続または意識なく反復する場合(t2)は，長期的後遺症にも注意する必要がある重積状態とする．

解説

2015年に国際抗てんかん連盟が提案したてんかん重積状態の定義

　ILAEは2015年に新しいてんかん重積状態の定義を提案した[1]．新しい定義では持続時間を2段階に設定しており，強直間代性の発作であれば5分をt1(time point 1)，30分をt2(time point 2)としている．意識減損を伴う焦点発作では10分をt1，60分以上をt2としている．t1は発作が遷延し自然に止まらなくなってきており薬剤投与を必要とする段階，t2は長期予後に影響する脳障害の危険性がある段階である．

　治療開始基準という観点の5～10分の定義(t1)と，疫学研究や脳障害を引き起こしうる時間としての30～60分以上の定義(t2)を混同しないことが重要である．乳幼児や熱性けいれんにおいてはまだ十分なデータはなく，熱性けいれんには強直間代発作を呈さない焦点発作も含まれるが，定義を複雑にすることは初期対応を行う医療者に混乱をきたす可能性がある．そのため本ガイドラインでは熱性けいれん重積状態のoperational definition(実地用定義)を，強直間代発作に準じて熱性けいれんが5分以上持続している場合を薬物治療の開始を考慮すべきタイミング(t1)，30分以上を脳障害が引き起こされうる持続時間(t2)とするのが適当と考える．熱性けいれん重積状態において発作が5分以上持続している場合には薬物治療の開始を考慮すべきである．

これまでの経緯

　国際抗てんかん連盟(International League Against Epilepsy：ILAE)による1981年の報告では，てんかん重積状態は「単一の発作が十分な時間持続するか頻回に繰り返し，発作と発作の間に(脳機能の)回復がみられないもの」と定義され，具体的な時間の定義はされていなかった[2]．なお，てんかん重積状態という用語はてんかん患者以外のけいれん発作に対しても使用される．その後の1993年のILAEの疫学研究のガイドラインにおいて，てんかん重積状態は「30分以上持続する発作，

または複数の発作でその間に脳機能が回復しないもの」と定義され，時間の定義が 30 分とされた[3]．これは，動物実験で長時間の発作が起こると中枢神経損傷が引き起こされるとの結果から，ヒトにおいても同様のことが起こりうるとの考えからである．熱性けいれんでてんかん重積状態に該当する発作が熱性けいれん重積状態であるが，多くの熱性けいれん重積状態の研究においては 1993 年の ILAE の定義が用いられている[4]．

最近は，時間の定義を 10 分または 5 分とする意見がある．それは，ヒトにおけるけいれん発作は 5 〜 10 分以内に自然に止まることが多く，それより長く続く発作は治療を行わなければ 30 分以上持続する可能性が高くなるため，治療の判断の目安としては 10 分または 5 分が適当であるとの考えからである．Lowenstein らは成人および 5 歳以上の小児において，5 分以上持続する単発または発作間に意識が回復しない複数回の全般性けいれん発作を operational definition（実地用定義）と定義している[5]．ただし，Lowenstein らは同時に，乳幼児で特に発熱に伴う発作では 5 分以上（たとえば 10 〜 15 分）の発作がみられるが十分なデータがなく，まだ実地用定義を定義することはできないとも述べている．DeLorenzo らは 226 人（成人 135 人，小児 91 人）の 30 分以上の重積発作の患者と 81 人の 10 〜 29 分の発作の患者を後方視的に比較し，致死率は重積群で 19% で 10 〜 29 分群の 3.0% より有意に高く，小児の 10 〜 29 分群では死亡例はみられなかったと報告している[6]．また，重積群では 93% の患者が薬物治療を必要とした一方で，10 〜 29 分群では 43% が発作は自然頓挫し 57% のみが薬物治療を必要とした．以上から DeLorenzo らは，10 〜 29 分発作が持続する患者も多くいて，これらの患者を重積の定義に含めるかにはさらなる研究が必要であると述べている．以上のような議論を踏まえて，ILAE は 2015 年に前述の 2 段階の新しいてんかん重積状態の実地用定義を提案した[1]．

なお，複雑型熱性けいれんの定義（総論 2）や発熱時のジアゼパムの投与基準（CQ 4-1）に記載されている 15 分以上の遷延性発作は熱性けいれんの再発やてんかん発症の関連因子として用いられているものであるため，けいれん発作を止める治療開始の目安である 5 分という time point 1 とは別であることに留意していただきたい．

また，けいれん発作のあとに，強直した姿勢や体の一部の動き，眼球偏位が続いている場合には，焦点発作（部分発作）が持続している可能性と発作が終了したあとの症状の可能性がある[7, 8]．ただし発作時脳波の記録なしで一般診療医が両者を鑑別するのは困難であり，発作が止まっていないと考えられれば抗てんかん薬の投与をすることはやむをえないと考えられる．

以上のようにてんかん重積状態の持続時間の定義については議論があるが，疫学研究や脳障害を引き起こしうる時間としての 30 分の定義と，治療開始基準という観点の 5 〜 10 分の定義を混同しないことが重要である．熱性けいれん重積状態においても発作が 5 分以上持続している場合には薬物治療の開始を考慮すべきと考えられる．

🔗 文献

1) Trinka E, Cock H, Hesdorffer D, et al. A definition and classification of status epilepticus--Report of the ILAE task force on classification of status epilepticus. *Epilepsia* 2015 ; **56** : 1515-1523.
2) Proposal for revised clinical and electroencephalographic classification of epileptic seizures. From the Commission on Classification and Terminology of the International League Against Epilepsy. *Epilepsia* 1981 ; **22** : 489-501.
3) Guidelines for epidemiologic studies on epilepsy. Commission on Epidemiology and Prognosis, International League Against Epilepsy. *Epilepsia* 1993 ; **34** : 592-596.
4) Shinnar S, Pellock JM, Berg AT, et al. Short-term outcomes of children with febrile status epilepticus. *Epilepsia* 2001 ; **42** : 47-53.
5) Lowenstein DH, Bleck T, Macdonald RL. It's time to revise the definition of status epilepticus. *Epilepsia* 1999 ; **40** : 120-122.
6) DeLorenzo RJ, Garnett LK, Towne AR, et al. Comparison of status epilepticus with prolonged seizure episodes lasting from 10 to 29 minutes. *Epilepsia* 1999 ; **40** : 164-169.
7) Yamamoto N. Prolonged nonepileptic twilight state with convulsive manifestations after febrile convulsions : A clinical and electroencephalographic study. *Epilepsia* 1996 ; **37** : 31-35.
8) Specchio N, Cusmai R, Volkov J, Montaldo P, Vigevano F. Occurrence of a prolonged nonepileptic motor status after a febrile seizure. *Epilepsia* 2006 ; **47** : 1079-1081.

総論4 熱性けいれんの遺伝，遺伝子

要約

1. わが国での熱性けいれんの有病率は最大 9% と欧米に比較して高く，人種差がみられる．

2. 熱性けいれんの家族歴では罹患頻度は第 1 度近親者(両親，同胞)で高く，わが国では同胞間では 19.9% と両親との一致率 13.9% よりも高い．

3. 熱性けいれんを疾患スペクトラムにもつ GEFS+ は 20% で *SCN1A*，8% で *SCN1B*，9% で *GABRG2* 遺伝子に異常がみられるが，6 割以上は単一遺伝子に異常がみられない．

解説

　熱性けいれんの有病率は幅があるがわが国では 3.4〜9.3%[1-3]，インドでは 10%[4]，英国では 2.3%[5]，米国では 2〜5%[6]，最も高いのはグアムで 14%[7]と地域による有病率の違いには遺伝学的な背景があると考えられる．

　熱性けいれんの児における第 1 度近親者(両親，同胞)での家族歴は熱性けいれんを発症する最も大きな危険因子となる．1997 年にオランダより 129 人の熱性けいれん発端者の家族を対象に行われた研究では熱性けいれんの発端者の第 1 度近親者(両親，同胞)の 6.9% が熱性けいれんを経験していた[8]．そのうち，再発する発端者の家族での第 1 度近親者の熱性けいれんの頻度は 12.3%，再発しなかった熱性けいれんの発端者の家族での第 1 度近親者の熱性けいれんの頻度は 5.6% と 2 倍以上の有意な差がみられ，再発する熱性けいれん発端者の家族でのリスクの増加がみられる．熱性けいれんの発端者の同胞間での発症の頻度は 10.4%(95%CI 6.0 ± 18)と西ヨーロッパでの熱性けいれんの頻度(4%)の 2 倍以上高い頻度であった．再発する熱性けいれん発端者の兄弟・姉妹での発症頻度は 16% のリスクであった．両親のいずれかが熱性けいれんの既往がある場合に，その子どもの 25% が熱性けいれんを発症していた．わが国での熱性けいれんの頻度は，7〜11% と高いため，諸外国の報告数値は必ずしもあてはまらない可能性がある[2, 9]．わが国では 1979 年に福山らによる東京女子医大での 309 人の熱性けいれん発端者に対する近親者での遺伝研究により，熱性けいれんの発端者の同胞での発症の頻度は 19.9%，両親のいずれかの罹患頻度は 13.9% と同胞での頻度は高かった[9]．ちなみに第 2 度近親者である叔父母での発症頻度は 3.9%，祖父母で 0.7% であった．発端者の熱性けいれんを単純型と複雑型に分類した場合での比較では，両親いずれかの罹患頻度は単純型 11.4%，複雑型 14.4%，同胞では単純型 16.8%，複雑型 21.6%，叔父母では単純型 3.6%，複雑型 4.2%，祖父母では単純型 0.2%，複雑型 0.9% となり，発端者が複雑型熱性けいれんで罹患頻度が高い傾向があったが単純型と複雑型の間での有意差はみられなかった．しかし，近親者に熱性けいれんをもつ患者の 42.7% は単純型で，65.3% は複雑型で有意差があった($x^2 + 13.56$, $p < 0.01$)．遺伝的機序の強さを示す研究として双胎研究が行われるが，米国，ノルウェー，デンマークの双胎

47,626 組のなかで少なくとも 1 人に熱性けいれんがみられた双胎の熱性けいれんの一致率は一卵性双胎 0.33，二卵性双胎 0.11 と一卵性双胎での一致率が有意に高い結果となった[10]．オーストラリアの少なくとも 1 人に熱性けいれんがみられた双胎 179 組においても熱性けいれんの一致率（一致した双胎の割合）は，一卵性双生児で 0.62（45%），二卵性双生児で 0.16（9%）と同じく一卵性双胎児で有意に高かった[11]．熱性けいれんでは，近親者での発症頻度が高く，一卵性双生児での一致率が高いことから遺伝的機序の関与が認められる．

　6 歳までに頻回に熱性けいれんを起こし，6 歳以後にも有熱時発作が続くか，無熱性てんかん発作を起こす熱性けいれんプラス（febrile seizures plus：FS+）や熱性けいれんを疾患スペクトラムの最軽症として少なくとも 1 人含む家族性の素因性てんかん熱性けいれんプラス（genetic epilepsy with febrile seizures plus：GEFS+）では 1998 年に初めて常染色体優性遺伝形式をとるタスマニアの大家系で電位依存性ナトリウムイオンチャネルの β1 サブユニットをコードする *SCN1B* 遺伝子の異常がみられた[12]．2018 年の Zhang らの報告によると GEFS+ での *SCN1B* 遺伝子異常は 101 家系中 8 家系の 8% に認めた[13]．2000 年にフランスの 2 家系で同じく電位依存性ナトリウムイオンチャネルの α1 サブユニットをコードする *SCN1A* 遺伝子の異常が同定された[14]．2018 年の Zhang らの報告によると *SCN1A* 遺伝子異常は GEFS+ の 147 家系中 28 家系の 19% に認めた[13]．*SCN1A* 遺伝子の病的バリアントは乳児期に発熱を契機に発症する発達性てんかん性脳症である Dravet 症候群の 70〜80% に認める[15, 16]．Dravet 症候群は GEFS+ の疾患スペクトラムで最重症病型である．典型的には Dravet 症候群ではミスセンスとトランケーションバリアントがみられるが，GEFS+ ではミスセンスバリアントがみられる[17]．Dravet 症候群での病的バリアントは約 95% が *de novo* である[18, 19]．

　2001 年に Baulac らによりフランスの GEFS+ 家系で GABA$_A$ 受容体の γ2 サブユニットをコードする *GABRG2* に熱性けいれんと無熱性のてんかんの表現型に一致してミスセンスバリアントを認めることを報告した[20]．現在では，GEFS+ 家系の約 9% に *GABRG2* 遺伝子に病的バリアントを認める．GEFS+ ではほかに少数ではあるが，*GABRD*，*STX1B*，*HCN1*，*HCN2* 遺伝子での病的バリアントの報告がある[18, 21-23]．しかし，6 割以上の症例では単一遺伝子での病的バリアントはみられておらず，熱性けいれんを含め GEFS+ の遺伝要因は単一遺伝子による完全浸透率の常染色体優性遺伝はまれであり Polygenic または Oligogenic model が示唆されている．

🔗 文献

1）大田原俊輔，石田純郎，山磨康子，岡　鎮次，吉田治美，松田　都．熱性痙攣に関する研究．Ⅰ．玉野市における熱性痙攣の神経疫学調査．脳研究会誌 1984；6：365-372.

2）Tsuboi T. Epidemiology of febrile and afebrile convulsions in children in Japan. *Neurology* 1984；**34**：175-181.

3）清水　晃，重永博登志，野矢淳子，杉浦宏政，隅田展廣．川崎市保育園における熱性けいれんの調査〜特に有病率と治療の現状について．小児保健研究 2003；**62**：365-372.

4）Hackett R, Hackett L, Bhakta P. Febrile seizures in a south Indian district：incidence and associations. *Dev Med Child Neurol* 1997；**39**：380-384.

5）Verity CM, Butler NR, Golding J. Febrile convulsions in a national cohort followed up from birth. I--Prevalence and recurrence in the first five years of life. *Br Med J（Clin Res Ed）* 1985；**290**：1307-1310.

6）Annegers JF, Blakley SA, Hauser WA, Kurland LT. Recurrence of febrile convulsions in a population-based cohort. *Epilepsy Res* 1990；**5**：209-216.

7）Stanhope JM, Brody JA, Brink E, Morris CE. Convulsions among the Chamorro people of Guam, Mariana Islands. II. Febrile convulsions. *Am Epidemiol* 1972；**95**：299-304.

8）van Esch A, Steyerberg EW, van Duijn CM, Offringa M, Derksen-Lubsen G, van Steensel-Moll HA. Prediction of febrile seizures in siblings：a practical approach. *Eur J Pediatr* 1998；**157**：340-344.

9）Fukuyama Y, Kagawa K, Tanaka K. A genetic study of febrile convulsions. *Eur Neurol* 1979；**18**：166-182.

10）Kjeldsen MJ, Corey LA, Solaas MH, et al. Genetic factors in seizures：a population-based study of 47, 626 US, Norwegian and Danish twin pairs. *Twin Res Hum Genet* 2005；**8**：138-147.

11）Eckhaus J, Lawrence KM, Helbig I, et al. Genetics of febrile seizure subtypes and syndromes：a twin study. *Epilepsy Res* 2013；**105**：103-109.

12）Wallace RH, Wang DW, Singh R, et al. Febrile seizures and generalized epilepsy associated with a mutation in the Na+-channel beta1 subunit gene SCN1B. *Nat Genet* 1998；**19**：366-370.

13) Zhang YH, Burgess R, Malone JP, et al. Genetic epilepsy with febrile seizures plus : Refining the spectrum. *Neurology* 2017 ; **89** : 1210-1219.

14) Escayg A, MacDonald BT, Meisler MH, et al. Mutations of SCN1A, encoding a neuronal sodium channel, in two families with GEFS+2. *Nat Genet* 2000 ; **24** : 343-345.

15) Depienne C, Trouillard O, Saint-Martin C, et al. Spectrum of SCN1A gene mutations associated with Dravet syndrome : analysis of 333 patients. *J Med Genet* 2009 ; **46** : 183-191.

16) Harkin LA, McMahon JM, Iona X, et al. The spectrum of SCN1A-related infantile epileptic encephalopathies. *Brain* 2007 ; **130**(Pt 3) : 843-852.

17) Zuberi SM, Brunklaus A, Birch R, Reavey E, Duncan J, Forbes GH. Genotype-phenotype associations in SCN1A-related epilepsies. *Neurology* 2011 ; **76** : 594-600.

18) Dibbens LM, Reid CA, Hodgson B, et al. Augmented currents of an HCN2 variant in patients with febrile seizure syndromes. *Ann Neurol* 2010 ; **67** : 542-546.

19) Claes L, Del-Favero J, Ceulemans B, Lagae L, van Broeckhoven C, De Jonghe P. De novo mutations in the sodium-channel gene SCN1A cause severe myoclonic epilepsy of infancy. *Am J Hum Genet* 2001 ; **68** : 1327-1332.

20) Baulac S, Huberfeld G, Gourfinkel-An I, et al. First genetic evidence of GABA(A) receptor dysfunction in epilepsy : a mutation in the gamma2-subunit gene. *Nat Genet* 2001 ; **28** : 46-48.

21) Marini C, Porro A, Rastetter A, et al. HCN1 mutation spectrum : from neonatal epileptic encephalopathy to benign generalized epilepsy and beyond. *Brain* 2018 ; **141** : 3160-3178.

22) Schubert J, Siekierska A, Langlois M, et al. Mutations in STX1B, encoding a presynaptic protein, cause fever-associated epilepsy syndromes. *Nat Genet* 2014 ; **46** : 1327-1332.

23) Dibbens LM, Feng H-J, Richards MC, et al. GABRD encoding a protein for extra- or peri-synaptic GABAA receptors is a susceptibility locus for generalized epilepsies. *Hum Mol Genet* 2004 ; **13** : 1315-1319.

総論5 熱性けいれんの再発頻度と再発予測因子

要約

1. 熱性けいれんの再発予測因子は以下の 4 因子である.

   1) 熱性けいれん家族歴(両親,同胞)

   2) 若年発症(生後 12 か月未満)

   3) 短時間の発熱 - 発作間隔(1 時間以内)

   4) 発作時非高体温(39℃以下)

   いずれかの因子を有する場合,再発の確率は 2 倍以上となる.

2. 再発予測因子をもたない熱性けいれんの再発率は約 15% である.なお,再発予測因子を有する症例も含めた熱性けいれん全体の再発率は約 30% である.

解説

　熱性けいれんの診療において最も重要なことは,熱性けいれんが基本的に良性疾患であることを保護者が理解できるように説明することである.熱性けいれんの有病率は諸外国ではおおむね 2〜5% と報告[1-3]されている.わが国では 7〜11%[4, 5]と諸外国より有病率が高い報告があり,その要因として人種差,民族差,環境要因が言及されている.しかし,根拠となるデータが保健所の健診時統計か単一施設のものであるため,残念ながら疫学的な見地から十分に正確なデータとはいえない[5].わが国において疫学的に最も信頼できると思われる岡山県玉野市の全数調査[6]では 5 歳までの調査で有病率が 3.4% で,欧米のデータと同程度であった.

　熱性けいれんの診療で次に重要なことは,今後の発熱時における発作予防の要不要と再発時の対応に関して,保護者の不安に応じて対策を決めることである.個々の症例における予防的治療の必要度を判断し,不要な薬物治療,特に継続的な予防内服治療を回避することが重要である.そのためには熱性けいれんの再発率,ならびに再発に関連する因子や,その後のてんかん発症にかかわる因子を正しく理解しておくことが求められる.本項では熱性けいれん再発の予測因子,ならびに次項の総論 6 では熱性けいれん後のてんかん発症関連因子について,2015 年の「熱性けいれん診療ガイドライン」[7]初版策定時の解説に加え,その後 2020 年までの研究を追加し解説する.なお,本ガイドラインでは,熱性けいれん再発に関して海外論文で用いられている用語 "predictor" との同一性,ならびにてんかん発症に関連する因子との区別を明確にするために,初版から引き続き "再発" に関しては "予測因子",てんかん発症に関しては予測という用語を避け "関連因子" という用語を用いる.

　まず,熱性けいれんの再発に関して最も重要なことは,過半数の症例では生涯を通じて再発を認めないことである.Nelson らの報告[8]にはじまり,これまでに報告された多様な人種,民族を含ん

だ報告においても，熱性けいれんの再発率は 24.2〜40.4%[9-16]で，Nelson らの報告と同等であった．2012 年の Cochrane review においても，9 研究 938 例の 2 年後の再発率は 29.7% と報告[17]されており，従来の報告の妥当性を示している．

　熱性けいれんの再発予測因子（以下，再発予測因子）に関して，熱性けいれんの指導ガイドライン（1996 年改訂版）[18]では，Berg らのメタアナリシス[19]を引用し，

　①1 歳未満の熱性けいれん発症，

　②両親または片親の熱性けいれんの既往，

の 2 項目をあげている．この 2 項目いずれかの因子を有する場合，再発率が 50% に達するとしている．前方視的多施設共同研究として 428 例を 2 年以上経過観察し再発予測因子を検討した Berg らの報告[9]では，①両親いずれかの熱性けいれん家族歴，② 18 か月以前の発症，のほかに，新たに③短時間の発熱－発作間隔（1 時間以内），④非高体温時の熱性けいれん，の 2 因子を追加し，合計 4 因子を再発予測因子としてあげた．そして，初回発作時にいずれの因子も認めない場合，2 年以内の再発率は 14% にすぎないが，3 因子を認める場合の再発率は 63% に及ぶと報告した．Berg らは別の検討で，初回熱性けいれんが発熱認識から 1 時間以内に発症した場合は，それ以降の発症に比し再発が 2 倍になると報告[20]している．さらに，発作時体温に関して，40.6℃以上では 1 年後再発率が 13% にすぎないのに対し，発作時体温が 38.3℃以下では再発率が 35% に達し，発作時体温が再発予測因子となることも明らかにした[20]．Pavlidou らの 260 例を 2.5〜7.5 年間にわたり経過観察した検討[14]でも，①両親いずれかの熱性けいれん家族歴（特に母親），② 18 か月未満の発症，のほかに，③短時間の発熱－発作間隔（12 時間以内），④発作時体温が 39℃以下，さらに，⑤頻回の発熱機会，⑥周産期異常，⑦焦点発作，⑧同一発熱機会の複数発作が再発予測因子として報告された．1 年間のみの観察期間だが 528 例を対象とした Kumar らの前方視的検討でも 32.9% が再発し，①家族歴，② 18 か月未満発症，③短時間の発熱－発作間隔，④発作時体温が 101℉（≒38℃）以下があげられた[16]．後方視的検討ではあるが，El-Radhi らの研究でも，初回熱性けいれんが 39℃以下であるときの再発相対危険度が 3.3（95%CI 1.7 to 6.4）と報告[10]された．このように，最近の多数の検討で短時間の発熱－発作間隔と，発作時体温が 39℃以下は一致して再発予測因子とされており，他国の指導指針，多数の総説[21-27]においても再発予測因子として記載されている．以上から，短時間の発熱－発作間隔，ならびに発作時非高体温であることは，患児の発熱時の発作閾値の低さを反映しており，再発予測因子に加えられるべきであると考えられた．さらに，最近の報告では家族歴に関しては，第 1 度近親者として両親とともに同胞の既往の重要性が明らかとなっている[25-28]．また，従来から若年発症の再発リスクが高いことは明らかで，若年発症がリスク因子にあげられている．若年発症のリスク因子の境界値として，研究によって 12 か月未満[19]，15 か月未満[29]，18 か月未満[14, 16]と様々である．熱性けいれんは良性疾患であることから，再発予防のための薬剤投与を過剰にしない観点が重要と考えられ，今回も再発リスクの対象をより限定化するために前回のガイドラインと同様に 12 か月未満とした．

　今回の改訂では，上述の変化を踏まえ，現時点でエビデンスレベルの高い熱性けいれんの再発予測因子は以下の 4 因子をあげる．

　1）熱性けいれん家族歴（両親，同胞）

　2）若年発症（生後 12 か月未満）

　3）短時間の発熱－発作間隔（1 時間以内）

　4）発作時非高体温（39℃以下）

　なお，（　）内の基準値は上記の研究，総説等において共通，もしくは重複の値を引用しているため，今後の研究成果と再発予測因子の意義の観点から改訂されるべきものと考えられる．

　上記の 4 因子以外に，熱性けいれんの再発に関連する因子として，頻回の発熱機会，集団保育児であること，（同一発熱機会の）反復発作の既往，焦点発作等の複雑型要素，神経学的異常，発達遅滞等も報告されている．頻回の発熱機会と熱性けいれん再発の関連に関しては，Tarkka ら[11]は相対

危険度が 1.2（95%CI 1.1 to 1.3），van Stuijvenberg ら[13]はオッズ比が 1.8（95%CI 1.4 to 2.4）と報告した．Pavlidou ら[14]も頻回の発熱機会は再発予測因子であるとしており，発熱機会と熱性けいれん再発の関連性は高い．しかし，発熱時の発作閾値が低い児において，発熱機会が増加すれば再発の頻度が増すのは当然であり，初回発作時における，今後の再発を予測する因子としては意義が乏しいと思われ，今回も再発予測因子には加えなかった．しかし，高頻度の発熱機会と再発の関連性が高いことは，臨床的には極めて重要である．すなわち，予防接種は発熱機会を減少させることにつながり，熱性けいれん再発予防の重要な手段となりえる可能性を示している．熱性けいれん再発を減少させるためにも，熱性けいれん既往児に予防接種を積極的に行うべきである．集団保育も再発と関連する因子[25, 26]にあげられているが，頻回の発熱機会との関連が強いと考えられており，今回は再発予測因子には含まなかった．複雑型の要素である遷延性発作，焦点発作，同一発熱機会に複数回の反復発作，ならびに発達遅滞，神経学的異常も熱性けいれん再発との関連性が報告されている[14, 24, 26]．これら複雑型の各要素と発達遅滞，神経学的異常等の器質的疾患を示唆する因子は，次項のてんかん発症関連因子でもある．これらの因子に関して再発因子に加えている報告と総説[14, 24-26]があるが，複雑型の要素すべてということではなくそれぞれの報告において再発因子とする複雑型要素が異なる．反対に複雑型と単純型では再発のリスクに差がないとする報告[30]もあり，他国のガイドラインと総説[23, 27, 31]においても再発因子としていないこともある．以上から，複雑型の各要素と発達遅滞，神経学的異常等の器質的疾患を示唆する因子は，単なる熱性けいれんとしての再発予測因子というよりも，てんかんの発熱時再発のリスクも含んでいること，ならびに再発予測因子としてのエビデンス価値は不十分と考えられ，今回，熱性けいれんの再発予測因子としては追加しなかった．

🔗 文献

1）Hauser WA. The prevalence and incidence of convulsive disorders in children. *Epilepsia* 1994 ; **35**（Suppl 2）: S1-6.

2）Sillanpää M, Camfield P, Camfield C, et al. Incidence of febrile seizures in Finland : prospective population-based study. *Pediatr Neurol* 2008 ; **38** : 391-394.

3）Vestergaard M, Pedersen CB, Sidenius P, Olsen J, Christensen J. The long-term risk of epilepsy after febrile seizures in susceptible subgroups. *Am J Epidemiol* 2007 ; **165** : 911-918.

4）Tsuboi T. Epidemiology of febrile and afebrile convulsions in children in Japan. *Neurology* 1984 ; **34** : 175-181.

5）香川和子，福山幸夫．熱性けいれんの頻度と遺伝．二瓶健次，編．熱性けいれん，New Mook 小児科 2．東京：金原出版，1992 : 23-35.

6）大田原俊輔，石田純郎，山磨康子，岡　鍈次，吉田治美，松田　都．熱性痙攣に関する研究．Ⅰ．王野市における熱性痙攣の神経疫学調査．脳研究会誌 1984 ; 6 : 365-372.

7）熱性けいれん診療ガイドライン策定委員会，編，日本小児神経学会，監修．熱性けいれん診療ガイドライン 2015．東京：診断と治療社，2015.

8）Nelson KB, Ellenberg JH. Predictors of epilepsy in children who have experienced febrile seizures. *N Engl J Med* 1976 ; **295** : 1029-1033.

9）Berg AT, Shinnar S, Darefsky AS, et al. Predictors of recurrent febrile seizures. A prospective cohort study. *Arch Pediatr Adolesc Med* 1997 ; **151** : 371-378.

10）El-Radhi AS. Lower degree of fever at the initial febrile convulsion is associated with increased risk of subsequent convulsions. *Eur J Paediatr Neurol* 1998 ; **2** : 91-96.

11）Tarkka R, Rantala H, Uhari M, Pokka T. Risk of recurrence and outcome after the first febrile seizure. *Pediatr Neurol* 1998 ; **18** : 218-220.

12）MacDonald BK, Johnson AL, Sander JW, Shorvon SD. Febrile convulsions in 220 children-neurological sequelae at 12 years follow-up. *Eur Neurol* 1999 ; **41** : 179-186.

13）van Stuijvenberg M, Jansen NE, Steyerberg EW, Derksen-Lubsen G, Moll HA. Frequency of fever episodes related to febrile seizure recurrence. *Acta Paediatr* 1999 ; **88** : 52-55.

14）Pavlidou E, Tzitiridou M, Kontopoulos E, Panteliadis CP. Which factors determine febrile seizure recurrence? A prospective study. *Brain Dev* 2008 ; **30** : 7-13.

15）Martin ET, Kerin T, Christakis DA, et al. Redefining outcome of first seizures by acute illness. *Pediatrics* 2010 ; **126** : e1477-1484.

16）Kumar N, Midha T, Rao YK. Risk factors of recurrence of febrile seizures in children in a tertiary care hospital in Kanpur : A one year follow up study. *Ann Inidian Acad Neurol* 2019 ; **22** : 31-36.

17）Offringa M, Newton R. Prophylactic drug management for febrile seizures in children. *Cochrane Database Syst Rev* 2012 ; **4** : CD003031.

18）福山幸夫，関　亨，大塚親哉，三浦寿男，原美智子．熱性けいれんの指導ガイドライン．小児臨 1996 ; **49** : 207-215.

19）Berg AT, Shinnar S, Hauser WA, Leventhal JM. Predictors of recurrent febrile seizures : a metaanalytic review. *J Pediatr* 1990 ; **116** : 329-337.

20）Berg AT, Shinnar S, Hauser WA, et al. A prospective study of recurrent febrile seizures. *N Engl J Med* 1992 ; **327** : 1122-1127.

21) Shinnar S, O'Dell C. Febrile seizures. *Pediatr Ann* 2004 ; **33** : 394-401.
22) Waruiru C, Appleton R. Febrile seizures : an update. *Arch Dis Child* 2004 ; **89** : 751-756.
23) Capovilla G, Mastrangelo M, Romeo A, Vigevano F. Recommendations for the management of ˝febrile seizures˝ : Ad Hoc Task Force of LICE Guidelines Commission. *Epilepsia* 2009 ; **50**(Suppl 1) : 2-6.
24) Pavlidou E, Hagel C, Panteliadis C. Febrile seizures : recent developments and unanswered questions. *Childs Nerv Syst* 2013 ; **29** : 2011-2017.
25) Patel N, Ram D, Swiderska N, Mewasingh LD, Newton RW, Offringa M. Febrile seizures. *BMJ* 2015 ; **351** : h4240.
26) Leung AK, Hon KL, Leung TN. Febrile seizures : an overview. *Drugs Context* 2018 ; **7** : 212536.
27) Smith DK, Sadler KP, Benedum M. Febrile Seizures : Risks, Evaluation, and Prognosis. *Am Fam Physician* 2019 ; **99** : 445-450.
28) Canpolat M, Per H, Gumus H, Elmali F, KumandasnS. Investigating the prevalence of febrile convulsion in Kayseri, Turkey : An assessment of the risk factors for recurrence of febrile convulsion and for development of epilepsy. *Seizure* 2018 ; **55** : 36-47.
29) Knudsen FU. Recurrence risk after first febrile seizure and effect of short term diazepam prophylaxis. *Arch Dis Child* 1985 ; **60** : 1045-1049.
30) Offringa M, Bossuyt PM, Lubsen J, et al. Risk factors for seizure recurrence in children with febrile seizures : a pooled analysis of individual patient data from five studies. *J Pediatr* 1994 ; **124** : 574-584.
31) Armon K, Stephenson T, MacFaul R, Hemingway P, Werneke U, Smith S. An evidence and consensus based guideline for the management of a child after a seizure. *Emerg Med J* 2003 ; **20** : 13-20.

総論6 熱性けいれん患児のその後のてんかん発症頻度とてんかん発症関連因子

要約

1. 熱性けいれんの既往を有する児が，のちに誘因のない無熱性発作を 2 回以上繰り返す，すなわち，熱性けいれん後てんかんの発症率は 2.0〜7.5% 程度であり，一般人口におけるてんかん発症率(0.5〜1%)に比し高い．

   ただし，保護者への説明においては 90% 以上がてんかんを発症しないことの理解を促すように努める．

2. 熱性けいれん後のてんかん発症関連因子として以下の 5 因子をあげる．
   1) 発達・神経学的異常
   2) てんかん家族歴(両親・同胞)
   3) 複雑型熱性けいれん(i：焦点発作，ii：発作持続が 15 分以上，iii：同一発熱機会の反復，のいずれか 1 つ以上)
   4) 短時間の発熱 - 発作間隔(1 時間以内)
   5) 3 歳以降の熱性けいれん発症
   上記 1)〜3)の因子に関して，いずれの因子も認めない場合のてんかん発症は 1%，1 因子のみの場合は 2%，2〜3 因子を認める場合は 10% であった．4)短時間の発熱 - 発作間隔，5)3 歳以降の熱性けいれん発症では，てんかん発症の相対危険度はそれぞれおおむね 2 倍，3 倍以上とされている．

解説

　最も重要なことは，熱性けいれんの患児の大多数はてんかんに進展しないことである．しかしながら一部の熱性けいれん患児はのちにてんかんを発症し，その確率は熱性けいれんの既往がない児に比し高い．無熱性発作を 2 回以上繰り返すことをてんかん発症とすると，熱性けいれん後のてんかん発症率は 2.0〜7.5% 程度[1]とされ，多くの検討では調査期間の長さに相関して高い発症率が報告されている．181 例の熱性けいれん患児を前方視的に 20 年以上にわたり調査した英国の The National General Practice Study of Epilepsy では，熱性けいれん後てんかん発症率は 6.7%(95%CI 4 to 11)で，標準化罹患比率は 9.7(95%CI 5.7 to 16.4)と算出され，一般人口のてんかん発症に対し約 10 倍高率であることが明らかになった[2]．このように熱性けいれん既往児のてんかんの発症率は確かに高いが，全体の 10% 程度を占めるにすぎない．保護者への説明においては，残りの 90% 程度はてんかんを発症しないことの理解を促し，むやみに不安を増長しないことが肝要である．同時に，熱

性けいれんからてんかんに進展・移行するのではなく，その"変化"の予防ができないことの理解が必要となる.

熱性けいれんプラス（FS+）でナトリウムチャネル異常が明らかになっているように，有熱時，無熱時に共通病態のもとで初発発作が発熱時であり，その後に無熱時でも発作が生じ，"てんかん"が顕在化すると考えるべきであろう. そのため，無熱時発作の発作後に，てんかんとしての治療を開始すれば十分であり，熱性けいれん時にてんかん発症をあらかじめ予測することは，実地臨床上の意味は乏しいのかもしれない. ただし，熱性けいれん重積時の適切な対応はてんかん進展予防としての意義を有している可能性が高いことは常に留意すべきである. ここでは，熱性けいれん患児の保護者が，その後のてんかん発症に関する不安を訴えることも少なくないため，保護者への説明のための基礎的知識としててんかん発症関連因子に関して解説する.

1996 年改訂版の熱性けいれんの指導ガイドライン[3]では，Nelson らの研究を引用し，①熱性けいれん発症前の神経学的異常と発達遅滞[4, 5]，②てんかんの家族歴（両親・同胞）[5]，③非定型発作（複雑型 3 要素）[4, 5]をてんかん発症の要注意因子としてあげている. Nelson らはこれらの因子を 1 つも認めない症例（熱性けいれん症例の 60%）はてんかん発症が 1% であるが，1 因子陽性の場合（34%）は 2%，2〜3 因子陽性の場合（6%）はてんかん発症が 10% だったと報告した[5]. さらに①，②，③すべての因子を有する場合はほぼ 50% がてんかんを発症することが複数の研究で報告されている[6-9]. なお，本ガイドラインでは，前項で述べた理由により，従来用いられている危険因子，要注意因子という用語ではなく，熱性けいれん再発に関しては"再発予測因子"，てんかん発症に関しては予測という用語を避け"てんかん発症関連因子"という用語を用いる.

わが国の指導ガイドラインが改訂された 1996 年以降にも，熱性けいれん後のてんかん発症関連因子に関する研究[8-15]が多数行われたが，いずれも上記の Nelson ら[4, 5]の研究結果にほとんど一致した. そのなかで，Pavlidou らはより多数の因子に関し詳細な検討を行い，家族歴に関しては特に母親の家族歴，複雑型熱性けいれんの要素のなかでも焦点性所見が，てんかん発症関連因子として特に重要であることを明らかにした[15]. また，のちに発症するてんかんの発作型が全般発作の場合はてんかん家族歴との関連性が高く，焦点発作（部分発作）は複雑型熱性けいれんとの関連性が高かった[6, 13, 15]. 複雑型熱性けいれんであれば，てんかん発症は 10〜20%[1]とされ，なかでも複雑型熱性けいれんの 3 要素すべてを有する症例は熱性けいれん全体の 1% にすぎないが，成人までにてんかんを発症する確率は 50% に達する[6]. ④短時間の発熱 - 発作間隔は，複数の検討においててんかん発症に関し有意に関連することが示されている[10, 14-16]. ただし，短時間，という定義は，1 時間以内，12 時間以内など，個々の研究において異なっていたが，報告数，引用する総説数が 1 時間以内とするものが多かったことから，短時間としての閾値は熱性けいれん再発予測因子と同じ 1 時間以内とした. 短時間の発熱 - 発作間隔は熱性けいれん再発予測因子と重複し，発作発症閾値の低さを示す重要な要素と思われる. Pavlidou らは 500 例以上の多数例を対象として，熱性けいれん児のてんかん発症と関連する因子に関して前方視的に詳細な検討を行い，てんかん家族歴，複雑型熱性けいれんのほかに 3 歳以降の熱性けいれん発症が関連因子として報告した[15]. その後，後方視的検討[17, 18]では 3 歳以降の発症を熱性けいれん後てんかん発症と関連する因子としての報告が続き，最近では多数の総説，治療指針[19-22]でてんかん発症関連因子の 1 つに列挙されている.

このほか，複数の研究において，3 回，もしくは 4 回以上の熱性けいれん再発症例においててんかん発症の可能性が高いとされている[12, 15, 23]. てんかん発症関連因子は，熱性けいれん発症初期の段階で保護者へてんかんの発症リスクを説明すべき因子としてあげている. そのため 3 回，4 回と再発を繰り返したあとに追加となる本要素は，初発時より確認できる他の要素と異なるため，本ガイドラインではてんかん発症関連因子に追加しなかった. この要素の解釈において重要なことは，熱性けいれんの頻回再発の直接的な結果としててんかん発症がもたらされるわけではないということである. 少なくとも一部はてんかんの初期症状として発熱時発作を繰り返しているであろうし，決して頻回の熱性けいれんの結果としててんかんに"進展，移行"するのではない. このことは，

保護者に安心をもたらせるよう，十分に理解を得ることが重要である．同時に，熱性けいれんの再発予防はてんかん発症を予防するものではないことの説明も必要と考えられる．

　熱性けいれん再発予測因子，てんかん発症関連因子を理解することにより，個々の症例の予後を推定することが容易となる．このことにより，症例に応じた熱性けいれん再発予防，予防接種実施予定，予防接種前の予防法を，保護者と相談し，保護者とともに判断することができる．良性の疾患という特性を理解していただくとともに，保護者が安心し不要な投薬を回避できるよう，再発予測因子とてんかん発症関連因子を理解し，個々の症例に応じた熱性けいれん診療が望まれる．

🔗 文献

1）Chungath M, Shorvon S. The mortality and morbidity of febrile seizures. *Nat Clin Pract Neurol* 2008 ; **4** : 610-621.

2）Neligan A, Bell GS, Giavasi C, et al. Long-term risk of developing epilepsy after febrile seizures : a prospective cohort study. *Neurology* 2012 ; **78** : 1166-1170.

3）福山幸夫，関　亨，大塚親哉，三浦寿男，原美智子．熱性けいれんの指導ガイドライン．小児臨 1996 ; **49** : 207-215.

4）Nelson KB, Ellenberg JH. Predictors of epilepsy in children who have experienced febrile seizures. *N Engl J Med* 1976 ; **295** : 1029-1033.

5）Nelson KB, Ellenberg JH. Prognosis in children with febrile seizures. *Pediatrics* 1978 ; **61** : 720-727.

6）Annegers JF, Hauser WA, Shirts SB, Kurland LT. Factors prognostic of unprovoked seizures after febrile convulsions. *N Engl J Med* 1987 ; **316** : 493-498.

7）Verity CM, Golding J. Risk of epilepsy after febrile convulsions : a national cohort study. *BMJ* 1991 ; **303** : 1373-1376.

8）Sapir D, Leitner Y, Harel S, Kramer U. Unprovoked seizures after complex febrile convulsions. *Brain Dev* 2000 ; **22** : 484-486.

9）Trinka E, Unterrainer J, Haberlandt E, et al. Childhood febrile convulsions-which factors determine the subsequent epilepsy syndrome? A retrospective study. *Epilepsy Res* 2002 ; **50** : 283-292.

10）Berg AT, Shinnar S. Unprovoked seizures in children with febrile seizures : short-term outcome. *Neurology* 1996 ; **47** : 562-568.

11）El-Radhi AS. Lower degree of fever at the initial febrile convulsion is associated with increased risk of subsequent convulsions. *Eur J Paediatr Neurol* 1998 ; **2** : 91-96.

12）MacDonald BK, Johnson AL, Sander JW, Shorvon SD. Febrile convulsions in 220 children—neurological sequelae at 12 years follow-up. *Eur Neurol* 1999 ; **41** : 179-186.

13）Birca A, Guy N, Fortier I, Cossette P, Lortie A, Carmant L. Genetic influence on the clinical characteristics and outcome of febrile seizures—a retrospective study. *Eur J Paediatr Neurol* 2005 ; **9** : 339-345.

14）Kanemura H, Sano F, Mizorogi S, Aoyagi K, Sugita K, Aihara M. Duration of recognized fever in febrile seizure predicts later development of epilepsy. *Pediatr Int* 2012 ; **54** : 520-523.

15）Pavlidou E, Panteliadis C. Prognostic factors for subsequent epilepsy in children with febrile seizures. *Epilepsia* 2013 ; **54** : 2101-2107.

16）Canpolat M, Per H, Gumus H, Elmali F, Kumandas S. Investigating the prevalence of febrile convulsion in Kayseri, Turkey : an assessment of the risk factors for recurrence of febrile convulsion and for development of epilepsy. *Seizure* 2018 ; **55** : 36-47.

17）Hwang G, Kang HS, Park SY, Han KH, Kim SH. Predictors of unprovoked seizure after febrile seizure : short-term outcomes. *Brain Dev* 2015 ; **37** : 315-321.

18）Kim H, Byun SH, Kim JS, et al. Clinical and EEG risk factors for subsequent epilepsy in patients with complex febrile seizures. *Epilepsy Res* 2013 ; **105** : 158-163.

19）Pavlidou E, Hagel C, Panteliadis C. Febrile seizures : recent developments and unanswered questions. *Childs Nerv Syst* 2013 ; **29** : 2011-2017.

20）Patel N, Ram D, Swiderska N, Mewasingh LD, Newton RW, Offringa M. Febrile seizures. *BMJ* 2015 ; **351** : h4240.

21）Leung AK, Hon KL, Leung TN. Febrile seizures : an overview. *Drugs Context* 2018 ; **7** : 212536.

22）Smith DK, Sadler KP, Benedum M. Febrile Seizures : Risks, Evaluation, and Prognosis. *Am Fam Physician* 2019 ; **99** : 445-450.

23）Choi YJ, Jung JY, Kim JH, et al. Febrile seizures : Are they truly benign? Longitudinal analysis of risk factors and future risk of afebrile epileptic seizure based on the national sample cohort in South Korea, 2002-2013. *Seizure* 2019 ; **64** : 77-83.

総論7 年長児の有熱時発作

要約

　熱性けいれんは通常生後満60か月までの乳幼児期の発作と定義するが，それを超える年長児の有熱時発作についても，年齢以外の定義を満たす場合には熱性けいれんと同様に対応してよい．ただし，満60か月以後に発作を反復した場合や無熱時発作を発症した場合には，熱性けいれんプラス(febrile seizures plus：FS+)やてんかんを念頭に，専門医への紹介を考慮する．

解説

　熱性けいれんの発症年齢の上限を何歳までとするかについては，一定の見解がないのが実情であり，過去のガイドラインや総説においても年長児の症例が必ずしも熱性けいれんではないとは明記されていない．本ガイドラインの熱性けいれんの定義においても好発年齢は示したが，年齢の上限は規定しなかった．インフルエンザ罹患などで，学童でも熱性けいれんと同様の有熱時発作をきたすことは時に観察される事実であり[1]，たとえ初発年齢が満60か月を超えていても熱性けいれんと診断して報告することは少なくない．しかし，年長児の有熱時発作について，多数例を対象として検討した研究は極めて少ない．

　年長児が有熱時発作を経験した際，その後の有熱時発作の再発と，無熱時発作やてんかんの発症が臨床上問題となる．有熱時発作を起こした年長児50例についての検討では，その後の有熱時発作の再発回数は少なく10歳までには消失すると報告されている[2]．また，満5歳を超えて有熱時発作を起こした505例を解析した後ろ向きの研究では，大多数(92.1%)はその後有熱時発作を繰り返しておらず，再発をみた患者でもほとんどは1回のみで，2回の再発をみたのはわずか2例(0.4%)と，再発の頻度が低いことを報告している[3]．この研究では，年長児の有熱時発作のうち45%は5歳代に起こっており，9歳を超えた有熱時発作はわずか5.6%にすぎなかったと報告されている．研究によって再発率に差があるものの，いずれも10歳頃までには有熱時発作がみられなくなることが示されている．

　無熱時発作の発症については，有熱時発作をきたした年長児50例[2]，222例[4]，44例[5]と64例[6]を対象とした4つの研究では，無熱時発作の発症率がそれぞれ10%，15.8%，18.1%と18.8%であり，単純型熱性けいれんより高率であったと報告されている．いずれも限られた施設で行われた研究であるため，発作の再発可能性や無熱時発作あるいはてんかん発症率について明確な結論を導くことはできない．しかし，有熱時発作の反復回数は必ずしも多くなく，大多数の症例ではてんかんを発症せずに自然消退することから，年長児の有熱時発作の長期的管理においては，一般の熱性けいれんに準じて対応するのが妥当だと考えられた．

　発症年齢の検討においては，学童期にはじめて有熱時発作を起こした症例と，乳幼児期に熱性け

いれんを発症して学童期に至った場合とを比較した際に，無熱時発作の発症率や最終発作の年齢等の予後に差がないと報告されている[2, 6, 7]．学童期の初発例，再発例のいずれの場合も，発症年齢にかかわらず熱性けいれんとみなして差し支えないと考えられた．

　一方，頻回に熱性けいれんを起こし，6歳以後にも有熱時発作が続くか，無熱性発作を起こす「熱性けいれんプラス（febrile seizures plus：FS+）」には注意が必要である．無熱性発作には，強直間代発作，ミオクロニー発作，脱力発作，欠神発作などの全般起始発作，焦点起始発作が認められ，症例によって異なる[8]．また，熱感受性発作を有するてんかんを含む家族性の症候群を，素因性てんかん熱性けいれんプラス（genetic epilepsy with febrile seizures plus：GEFS+）というが，同一家系内でも表現型は様々である（総論4熱性けいれんの遺伝，遺伝子参照）．年長児の有熱時発作の診療においては，GEFS+を念頭においた病歴聴取が重要で，経過や発作型に応じた治療方針決定が必要となる．生後60か月を超えて有熱時発作を反復した場合や無熱時発作を発症した場合には，FS+やてんかんの可能性を念頭に，専門医への紹介を考慮すべきである．

🔗 文献

1）Hara K, Tanabe T, Aomatsu T, et al. Febrile seizures associated with influenza A. *Brain Dev* 2007 ; **29** : 30-38.

2）Webb DW, Jones RR, Manzur AY, Farrell K. Retrospective study of late febrile seizures. *Pediatr Neurol* 1999 ; **20** : 270-273.

3）Ogino M, Kashiwagi M, Tanabe T, et al. Clinical findings in patients with febrile seizure after 5 years of age : A retrospective study. *Brain Dev* 2020 ; **42** : 449-456.

4）Pavone L, Cavazzuti GB, Incorpora G, et al. Late febrile convulsions : a clinical follow-up. *Brain Dev* 1989 ; **11** : 183-185.

5）Verrotti A, Giuva T, Cutarella R, Morgese G, Chiarelli F. Febrile convulsions after 5 years of age : long-term follow-up. *J Child Neurol* 2000 ; **15** : 811-813.

6）Gencpinar P, Yavuz H, Bozkurt Ö, Haspolat Ş, Duman Ö. The risk of subsequent epilepsy in children with febrile seizure after 5 years of age. *Seizure* 2017 ; **53** : 62-65.

7）藤原克彦，上田育代，生嶋　聡，坂本　泉，吉岡　博．学齢期にみられる有熱性けいれんの検討．小児臨 1999 ; **52** : 79-83.

8）Zhang Y-H, Burgess R, Malone JP, et al. Genetic epilepsy with febrile seizures plus : Refining he spectrum. *Neurology* 2017 ; **89** : 1210-1219.

各 論
1 初期対応

CQ 1-1　有熱時発作を認め救急受診した場合に髄液検査は必要か

📑 要約

1. 髄液検査をルーチンに行う必要はない

2. 遷延性の有熱時発作，髄膜刺激症状，30 分以上の意識障害，大泉門膨隆など細菌性髄膜炎をはじめとする中枢神経感染症を疑う所見を認める例では髄液検査を積極的に行う

💬 解説

〔 発熱に伴い発作を認めた症例における細菌性髄膜炎の頻度 〕

　発熱に伴い発作を認め救急外来を受診した症例の鑑別診断として，最も重要な疾患は中枢神経感染症である．近年わが国では Hib ワクチンや肺炎球菌ワクチンの普及に伴い，重症細菌感染症の頻度は低下しているが，細菌性髄膜炎は今なお見逃すことなく早期診断，治療が重要な疾患である．したがって，髄液検査の必要性を考慮する際には細菌性髄膜炎の頻度が参考になる．

　Rossi らは生後 1 か月～6 歳までの初回有熱時発作 878 例中，245 例において髄液検査を施行し報告している．そのなかで，7 例で細菌性髄膜炎が診断され，特に 6 か月未満の幼少例では神経学的異常所見がなくとも細菌性髄膜炎の症例が存在することを強調している[1]．一方，Teach らは救急外来に 1 年間で受診した熱性けいれん症例 243 例（単純型 214 例，複雑型 29 例）を後方視的に検討し，髄液検査を施行した 66 例において，細菌性髄膜炎は 1 例も診断されなかった（0％，95%CI 0.0 to 4.5％）と報告している[2]．

　同様に，Trainor らは初回単純型熱性けいれんを呈し救急外来を受診した 455 症例を後方視的に検討し，135 症例（30％）において髄液検査が施行されたが，細菌が培養された症例はなかった（0％，95%CI 0.0 to 2.2％）と報告している[3]．さらに，Teran らは単純型および複雑型熱性けいれん 225 例の検討で，1 歳未満の 39 例全例と複雑型の 37 例中 18 例に髄液検査を行ったが，結果はすべて無菌であったと報告している[4]．このように，1990 年代以降は，熱性けいれん症例において細菌性髄膜炎が診断されることはほとんどないとされる報告が多くみられる．

　それに対し，Kimia らは複雑型熱性けいれん症例のなかで診断された細菌性髄膜炎に関して報告している．それによると，1995～2008 年に救急外来を受診した 526 例の複雑型熱性けいれんにおいて，髄液検査が施行された 340 例（64％）のうち 3 例が細菌性髄膜炎と診断された（0.9％，95%CI 0.2 to 2.8％）．うち 2 例は傾眠傾向，反応性の低下，呼吸抑制，大泉門膨隆と項部硬直などを認めたと報告されている[5]．さらに，Heydarian らはイランにおける初回有熱時発作の生後 6～18 か月症例において，調査した 800 例中 453 例に髄液検査が施行され，うち 80 例（17.6％）が髄膜炎と診断されたと報告している．さらに 5 例（全対象中 0.625％，髄液検査施行された症例中 1.10％，髄膜炎と診断された症例中 6.25％）が細菌性髄膜炎と診断され，神経学的異常，発作後の意識障害，38.5℃

以上の高体温，ヘモグロビン 10.5 g/dL 以下が予測因子だったとしている[6]．

　以上の知見から，有熱時発作の場合，随伴する神経学的所見に留意して髄液検査の適応を判断することが妥当と考えられる．

米国小児科学会ガイドラインの変遷

　米国小児科学会（American Academy of Pediatrics：AAP）の推奨するガイドラインは，その時点での系統的な文献レビューと専門家の意見を踏まえて作成されており，本ガイドラインの参考になる．細菌性髄膜炎は，特に乳児にとっては極めて重篤な疾患であるので，決して見逃しがないように，髄液検査の適応基準は低めに設定されてきた．特に幼少例ではけいれん以外の神経学的異常所見の有無にかかわらず，髄液検査の施行を強く推奨していた点が特異的であった．1996 年に最初に提唱された，初回単純型熱性けいれんに対する推奨[7]は以下のとおりである．

・12 か月未満の乳児においては細菌性髄膜炎を示唆する所見が欠如することがあるので，髄液検査は強く考慮されるべきである．
・12〜18 か月の小児では，細菌性髄膜炎を示唆する症状や所見が得られにくいことがあるので，髄液検査は考慮されるべきである．
・18 か月以降の小児では，髄膜刺激症状など細菌性髄膜炎を示唆する所見や症状があるときに髄液検査を強く考慮されるべきである．
・抗菌薬がすでに投与されていれば，細菌性髄膜炎の所見・症状がマスクされる可能性があるので，髄液検査は強く推奨される．

　それに対し Shaked らは，6〜12 か月の初回単純型熱性けいれん症例 56 例の検討で，髄液検査は 28 例（50％）で施行されているにすぎず，結果もすべて無菌であったと報告している．すなわち，この年齢では全例に髄液検査を行うことを指示している 1996 年の AAP 推奨は，すでに救急外来では遵守されておらず，その必要もないと結論されている[8]．Kimia らも，この AAP 推奨に強く反論している．すなわち，6〜18 か月の初回単純型熱性けいれん 704 例の後方視的研究で，髄液検査は 271 例（38％）でのみ行われており，細菌性髄膜炎と診断された症例はなかったと報告している．すなわち，髄液検査はルーチンに施行する必要はないとしている[9]．

　AAP は 1996 年のガイドライン策定以降 2009 年までの文献検索を行い，改訂を行った[10]．そこでは髄液検査をルーチンに行うのではなく，症状経過などを個別に判断して適応を検討するように大きく改訂された．以下に推奨を示す．

・髄膜刺激症状や細菌性髄膜炎を疑う症状経過がある症例に対しては髄液検査を施行すべきである．
・Hib ワクチンや肺炎球菌ワクチンを接種されていない 6〜12 か月の症例では，髄液検査をオプションとして検討する．
・熱性けいれん発症前に抗菌薬が投与される症例では，細菌性髄膜炎の症状がマスクされる可能性があるので，髄液検査をオプションとして検討する．

細菌性髄膜炎の頻度に対するワクチン接種や抗菌薬前投薬の影響

　上記 AAP ガイドラインでは Hib ワクチン，肺炎球菌ワクチンの未接種例や抗菌薬が前投薬されている症例が，細菌性髄膜炎のハイリスク群として扱われている．ところが，熱性けいれんを発症した症例について，これらのワクチン接種の有無，あるいは，抗菌薬前投薬の有無により，実際に細菌性髄膜炎の発症率の差があるかどうかを比較検討した報告は存在しない．

　Shaked ら，あるいは Kimia らは，ワクチンが導入されて細菌性髄膜炎が減少したという疫学的事実を背景に，熱性けいれん症例でも細菌性髄膜炎が診断される可能性は下がっていると推測している[8, 9]．このような議論をもとに，逆に，ワクチン未接種例では細菌性髄膜炎のリスクが上がると推測している．上述の Heydarian らの報告において，比較的高率（1.10％）に細菌性髄膜炎が診断

された理由に，イランにおいて肺炎球菌やHibのワクチン接種がルーチンにはなされていないことが考察されている[6]．熱性けいれん症例においては細菌性髄膜炎のような深刻な細菌感染症が極めてまれである，という近年の文献報告を参考にする際には，これらの検討が高いワクチン接種歴を背景になされていることを認識しておくべきである．

同様に，抗菌薬は細菌性髄膜炎の症状をマスクすることがある一方，細菌性髄膜炎発症を防ぐことはできないだろうとのエキスパートオピニオンがAAP推奨に採用されている[10]．

単純型と複雑型について

単純型に比し，複雑型熱性けいれんにおいて細菌性髄膜炎が診断される頻度が高い可能性が推測される．Chinらは発熱時のけいれん重積状態を起こした24例中9例で髄液検査が行われ，4例（17%）で細菌性髄膜炎が診断されたことを報告しており[11]，特に遷延性の有熱時発作の際は細菌性髄膜炎との鑑別診断を慎重に行い，髄液検査の適応をより積極的に念頭におく必要性があると考えられる．それに対し，一般に，複雑型熱性けいれんにおいても細菌性髄膜炎は極めてまれで，必ずしもハイリスク群とはいえないと考察している報告が多い[2, 5]．Teranらの最近の報告でも，複雑型熱性けいれんは過大評価されて過剰に検査をされている傾向にあるとしたうえで，熱性けいれんの背景に重篤な感染症があることはまれで，診断的評価は一律ではなく症例ごとに検討されるべきと考察している[4]．したがって，髄液検査の適応に関してはあえて単純型と複雑型の区別を分けずに推奨文を作成した．今後は，複雑型熱性けいれんの三要素（焦点発作，遷延発作，同一発熱機会での反復）それぞれでのリスクの相違について分析する必要があると考えられる．

髄液検査施行前の頭部CT検査の必要性

頭蓋内圧亢進や脳内占拠性病変がある場合には，髄液検査施行により脳ヘルニアを促進させる危険性が指摘されているので，髄液検査施行前に頭部CT/MRI検査を行う必要性があるかどうかに関して検討する．ただし，熱性けいれん症例を対象に調査した研究はなく，一般に髄液検査を施行する際の画像検査適応を検討した論文を紹介する．

Archerは1965〜1991年までのMEDLINE検索による文献レビューを行っている．典型的な細菌性髄膜炎に対して髄液検査を施行する際に頭部CT検査を施行する必要はないが，意識障害がみられる場合，巣症状がみられる場合，乳頭浮腫がみられる場合などは，頭部CT検査が必要であるとしている．しかし，たとえば乳頭浮腫がある場合でも，髄液検査施行によるリスクは，細菌性髄膜炎を診断・治療せずに経過することのリスクの1/10〜1/20程度としている．そのため，もし頭部CT検査が施行できないときでも，迅速な髄液検査による診断の確定と適切な抗菌薬の投与が優先されるべきであると結論づけている[12]．ただし，現在の日本では，救急病院において頭部CT検査は24時間迅速に検査できると考えられるので，頭部CT検査ができないことにより細菌性髄膜炎の診断・治療が遅れることはないはずである．van Crevelらは，疑うべき疾患により髄液検査自体の危険性と頭部CT検査の有用性が異なることを総括している．細菌性髄膜炎の診断のために行う髄液検査に危険性がある場合はほとんどないとしたうえで，昏睡状態である場合，乳頭浮腫がある場合，片麻痺がある場合などには頭部CT検査を行うことを推奨している[13]．一方で，細菌性髄膜炎自体の経過で脳ヘルニアをきたすこともあるので，頭部CT検査を施行することで髄液検査の安全性が保証されるわけではないとの報告もあり，注意を要する[14]．

以上より，診断されるべき疾患が細菌性髄膜炎であれば必ずしも頭部CT検査は必要ないが，頭蓋内圧亢進状態が適切に評価されない可能性や予期できない占拠性病変の可能性を考慮し，さらに，現在の日本の救急外来での頭部CT検査の普及状況を考慮して，髄液検査前には積極的に頭部CT検査を施行することが望ましい．ただし，頭部CT検査が施行しにくい場合，時間的制約などで髄液検査が優先される場合などは頭蓋内圧亢進や脳内占拠性病変を示唆する診察所見がないことを確認することで，頭部CT検査を行わずに髄液検査を施行することも可能である．また，頭部CT検

査を行うことによる被曝の影響にも配慮する必要がある.

文献検索式

- PubMed
Search(“Seizures, Febrile/blood”[Mesh] OR “Seizures, Febrile/cerebrospinal fluid”[Mesh])
Filters : Publication date from 1983/01/01 to 2020/12/31 ; English ; Japanese
検索結果　194 件
- 医中誌
(熱性けいれん /TH or 熱性けいれん /AL))and((血液学的検査 /TH or 血液学的検査 /AL)or(髄液 /TH or 髄液 /AL)))and(PT= 会議録除く)
検索結果　121 件

▶ さらに検索された文献の参考文献や総説などから得られ，委員会で検討して重要と判断した文献も加えた.

文献

1) Rossi LN, Brunelli G, Duzioni N, Rossi G. Lumbar puncture and febrile convulsions. *Helv Paediatr Acta* 1986 ; **41** : 19-24.
2) Teach SJ, Geil PA. Incidence of bacteremia, urinary tract infections, and unsuspected bacterial meningitis in children with febrile seizures. *Pediatr Emerg Care* 1999 ; **15** : 9-12.
3) Trainor JL, Hampers LC, Krug SE, Listernick R. Children with first-time simple febrile seizures are at low risk of serious bacterial illness. *Acad Emerg Med* 2001 ; **8** : 781-787.
4) Teran CG, Medows M, Wong SH, Rodriguez L, Varghese R. Febrile seizures : Current role of the laboratory investigation and source of the fever in the diagnostic approach. *Pediatr Emerg Care* 2012 ; **28** : 493-497.
5) Kimia A, Ben-Joseph EP, Rudloe T, et al. Yield of lumbar puncture among children who present with their first complex febrile seizure. *Pediatrics* 2010 ; **126** : 62-69.
6) Heydarian F, Ashrafzadeh F, Rostazadeh A. Predicting factors and prevalence of meningitis with first seizure and fever aged 6 to 18 months. *Neurosciences*(*Riyadh*) 2014 ; **19** : 297-300.
7) Practice Parameter : The neurodiagnostic evaluation of the child with a first simple febrile seizure. American Academy of Pediatrics. Provisional Committee on Quality Improvement, Subcommittee on Febrile Seizures. *Pediatrics* 1996 ; **97** : 769-772.
8) Shaked O, Garcia Peña BM, Linares MYR, Baker RL. Simple febrile seizures. Are the AAP guidelines regarding lumbar puncture being followed? *Pediatr Emerg Care* 2009 ; **25** : 8-11.
9) Kimia AA, Capraro AJ, Hummel D, Johnson P, Harper MB. Utility of lumbar puncture for first simple febrile seizure among children 6 to 18 months of age. *Pediatrics* 2009 ; **123** : 6-12.
10) Subcommittee on Febrile Seizures ; American Academy of Pediatrics. Neurodiagnostic evaluation of the child with a simple febrile seizure. *Pediatrics* 2011 ; **127** : 389-394.
11) Chin RFM, Neville BGR, Scott RC. Meningitis is a common cause of convulsive status epilepticus with fever. *Arch Dis Child* 2005 ; **90** : 66-69.
12) Archer BD. Computed tomography before lumbar puncture in acute meningitis : a review of the risks and benefits. *CMAJ* 1993 ; **148** : 961-965.
13) van Crevel H, Hijdra A, de Gans J. Lumbar puncture and the risk of herniation : when should we first perform CT? *J Neurol* 2002 ; **249** : 129-137.
14) Joffe AR. Lumbar puncture and brain herniation in acute bacterial meningitis : A review. *J Intensive Care Med* 2007 ; **22** : 194-207.

CQ 1-2 有熱時発作を認め救急受診した場合に血液検査は必要か

要約

1. 血液検査をルーチンに行う必要はない

2. 全身状態不良などにより重症感染症を疑う場合，発作後の意識障害が持続する場合，脱水を疑う所見がある場合などに血清電解質，血糖値，白血球数，血液培養を考慮する

3. 遷延性の有熱時発作，発作後の意識障害の持続などがあり，急性脳症との鑑別を要する際は，血清 AST，ALT などの生化学検査および血糖値などを考慮する

解説

熱性けいれんにおける菌血症の頻度

　熱性けいれん症例に対して血液検査をする意義の 1 つが，重症細菌感染症の鑑別診断である．過去の報告でも菌血症の頻度に関するものが多くみられる．

　McIntyre らは熱性けいれん症例に対しルーチンに血液培養を行った前方視的検討で，282 例中 12 例（4.3％）で菌血症が診断されたと報告している．菌血症のリスクは 2 歳未満の小児で高く，白血球数が 15,000/μL 以上に増多している例が多かった[1]．Teach らも 206 例の熱性けいれんに血液培養を施行し，うち 6 例で肺炎球菌が培養されたと報告している．すべて 3 歳未満で 39℃以上の高体温を伴っていた[2]．同様に，Trainor らも初回単純型熱性けいれんで救急受診した 315 例のうち 4 例（1.3％，95％CI 0.1 to 2.5％）で肺炎球菌が[3]，Teran らは 205 症例中 1 例でサルモネラが検出されたと報告している[4]．

　菌血症に関連している要因としては年齢，熱の高さ，白血球数などが指摘されている．いずれも細菌性髄膜炎は合併しておらず，occult bacteremia（潜在性菌血症）の状態のようである．さらに，熱性けいれん症例と通常の発熱症例とで菌血症の頻度は大きく変わらないので，熱性けいれん症例は重症細菌感染症の特別なリスクではないと考察されていることが多い．

　一方，Heydarian らの初回有熱時発作を呈した生後 6〜18 か月児の検討では，髄液検査を施行した 453 例中 5 例（1.10％）が細菌性髄膜炎と診断され，発作後の意識障害の持続，神経学的異常所見，体温 38.5℃以上とともに，白血球数増多（15,000/μL 以上，ヘモグロビン 10.5 mg/dL 以下が細菌性髄膜炎の有意な予測因子とされている[5]．発作に随伴する神経学的所見に合わせて，血液検査が有用な指標となることもある．

血清電解質，血糖値，などの測定

　単純型熱性けいれんに対する米国小児科学会（AAP）ガイドラインでは，1996 年[6]および 2011 年[7]

の改訂版において，一貫して，血清電解質，カルシウム，リン，マグネシウム，全血算，血糖値をルーチンに測定しないように推奨している．それによると，脱水により電解質異常を認める症例があるかもしれないが，慎重に診察所見をとり病歴を聴取することで疑うことができるとされている．また，発作後の意識障害が持続する場合は，血糖値測定がその原因検索に有用であることもあるが，発作そのものに対する検索としてルーチンに行う必要はないとしている．これらの検査は，発熱性疾患の原因検索，経過の評価として必要であれば個々の症例において施行を判断することが望ましい．

　一方，遷延性の有熱時発作や発作後の意識障害が持続する例では急性脳症との鑑別診断が必要な場合もある．Motojima らは熱性けいれん症例に比し，急性脳症症例の急性期早期に血清 AST，ALT，LDH の有意な上昇がみられることを報告し[8]，Tada らも急性脳症のなかで二相性けいれんと拡散低下を呈する急性脳症（AESD）の予測スコアの項目に意識レベル，年齢，発作持続時間，人工呼吸管理とともに，血清 AST 値（入院時 > 40 mEq/L），血糖値（入院時 > 200 mg/dL），クレアチニン値（入院時 > 0.35 mg/dL）を含めることを提唱している[9]．さらに Yokochi らも AESD の早期診断のためのスコアとして pH < 7.014，ALT ≧ 28 IU/L，血糖値 ≧ 228 mg/dL，クレアチニン値 ≧ 0.3 mg/dL，アンモニア ≧ 125 μg/dL を有用な指標としてあげている[10]．したがって，発作持続時間やその後の意識障害が持続する場合などは積極的な血液検査の施行が必要と考えられる．

特に低ナトリウム血症について

　熱性けいれん症例は血清ナトリウム値が低い傾向にあることが知られている．低ナトリウム血症は発熱に際し発作発症の感受性を増す可能性が考えられており，低張液での過剰輸液を行わないように注意を促している報告もある[11]．

　低ナトリウム血症と同一発熱機会におけるけいれん反復との関連に関しての議論がある．Hugen らは血清ナトリウム値が低い症例ほど同一発熱機会において発作を反復することが多いと報告し，熱性けいれん症例への救急外来での対応に参考になると指摘した[12]．Kiviranta らも，同様に，単純型に比し複雑型熱性けいれんにおいて血清ナトリウム値は有意に低く，特に同一発熱機会での発作反復例において低値を認めたと報告している[13]．それに対し，Thoman らは 24 時間以内の発作反復の有無により血清ナトリウム値の差異はなかったと報告し，熱性けいれん症例にルーチンに血清電解質を測定する意義はないと結論づけている[11]．24 時間以内の発作再発例で血清ナトリウム値が有意に低値であるとの最近の報告でも，その差が大きくなく（単回発作例 138 ± 2.28 nmol/L に対し反復例 134 ± 3.55 nmol/L，$p < 0.001$），カットオフ値を 133.5 nmol/L に設定した際の感度 50.3%，特異度 43.1% と低く，臨床における有用性は乏しいとされている[14]．さらに，Kubota らの報告では，単回群と反復群では血清ナトリウム値に有意な差は得られなかった[15]．

　比較的高頻度に経験する血清ナトリウム値の異常に関しても，その臨床的意義に関しては議論が分かれており，救急外来でルーチンに測定することの有用性は根拠が見つからない．

🔗 文献検索式

● PubMed
Search（"Seizures, Febrile/blood"［Mesh］OR "Seizures, Febrile/cerebrospinal fluid"［Mesh］）
Filters：Publication date from 1983/01/01 to 2020/12/31；English；Japanese
検索結果　194 件

● 医中誌
（熱性けいれん /TH or 熱性けいれん /AL））and（（血液学的検査 /TH or 血液学的検査 /AL）or（髄液 /TH or 髄液 /AL）））and（PT= 会議録除く）
検索結果　121 件

▶さらに検索された文献の参考文献や総説などから得られ，委員会で検討して重要と判断した文献も加えた．

🔗 文献

1）McIntyre PB, Gray SV, Vance JC. Unsuspected bacterial infections in febrile convulsions. *Med J Aust* 1990 ; **152** : 183-186.

2）Teach SJ, Geil PA. Incidence of bacteremia, urinary tract infections, and unsuspected bacterial meningitis in children with febrile seizures. *Pediatr Emerg Care* 1999 ; **15** : 9-12.

3）Trainor JL, Hampers LC, Krug SE, Listernick R. Children with first-time simple febrile seizures are at low risk of serious bacterial illness. *Acad Emerg Med* 2001 ; **8** : 781-787.

4）Teran CG, Medows M, Wong SH, Rodriguez L, Varghese R. Febrile seizures : current role of the laboratory investigation and source of the fever in the diagnostic approach. *Pediatr Emerg Care* 2012 ; **28** : 493-497.

5）Heydarian F, Ashrafzadeh F, Rostazadeh A. Predicting factors and prevalence of meningitis with first seizure and fever aged 6 to 18 months. *Neurosciences*（*Riyadh*）2014 ; **19** : 297-300.

6）Practice Parameter : The neurodiagnostic evaluation of the child with a first simple febrile seizure. American Academy of Pediatrics. Provisional Committee on Quality Improvement, Subcommittee on Febrile Seizures. *Pediatrics* 1996 ; **97** : 769-772.

7）Subcommittee on Febrile Seizures ; American Academy of Pediatrics. Neurodiagnostic evaluation of the child with a simple febrile seizure. *Pediatrics* 2011 ; **127** : 389-394.

8）Motojima Y, Nagura M, Asano Y, et al. Diagnostic and prognostic factors for acute encephalopathy. *Pedatr Int* 2016 ; **58** : 1188-1192.

9）Tada H, Takanashi J, Okuno H, et al. Predictive score for early diagnosis of acute encephalopathy with biphasic seizures and late reduced diffusion（AESD）. *J Neurol Sci* 2015 ; **358** : 62-65.

10）Yokochi T, Takeuchi T, Mukai J, et al. Prediction of acute encephalopathy with biphasic seizures and late reduced diffusion in patients with febrile status epilepticus. *Brain Dev* 2016 ; **38** : 217-224.

11）Thoman JE, Duffner PK, Shucard JL. Do serum sodium levels predict febrile seizure recurrence within 24 hours? *Pediatr Neurol* 2004 ; **31** : 342-344.

12）Hugen CA, Oudesluys-Murphy AM, Hop WC. Serum sodium levels and probability of recurrent febrile convulsions. *Eur J Pediatr* 1995 ; **154** : 403-405.

13）Kiviranta T, Airaksinen EM. Low sodium levels in serum are associated with subsequent febrile seizures. *Acta Paediatr* 1995 ; **84** : 1372-1374.

14）Keleş Alp E, Elmaci AM. The association between serum sodium levels and febrile seizures recurrence : Is the degree of hyponatremia a risk factor? *J Pediatr Neurol* 2022 ; **20** : 24-27.

15）Kubota J, Higurashi N, Hirano D, et al. Predictors of recurrent febrile seizures during the same febrile illnss in children with febrile seizures. *J Neurol Sci* 2020 ; **411** : 116682.

CQ 1-3 有熱時発作を認め救急受診した場合に頭部画像検査は必要か

要約

1. ルーチンに頭部 CT/MRI 検査を行う必要はない

2. 発症前からの発達の遅れを認める場合，発作後麻痺を認める場合，焦点発作（部分発作）や遷延性発作の場合などは，頭部 CT/MRI 検査を考慮する

解説

有熱時発作における頭部 CT/MRI 検査の意義

　有熱時発作を呈した症例が救急受診した際に，頭部 CT/MRI 検査を施行する必要があるかどうかに関して述べる．1996 年の米国小児科学会（AAP）ガイドラインでは，初回単純型熱性けいれんに対して頭部 CT/MRI 検査はルーチンには施行すべきでない，と推奨しているが[1]，当時はまだ画像検査の普及が少なかったためか，十分な文献報告がなかったようである．以後，画像診断の進歩は著しいが，熱性けいれんに対する有用性はどのように考えられているだろうか．

　Garvey らは，有熱時発作症例に比し，無熱時発作症例において画像検査異常が見つかる率がより高いと報告している[2]．Yücel らは 159 例の複雑型熱性けいれん症例のうち，焦点発作あるいは発作後の神経学的異常所見の持続を認めた 36 症例に頭部 CT 検査を，脳波検査にて焦点性の異常を認めた 9 症例に頭部 MRI 検査をそれぞれ施行した．その結果，頭部 CT 検査で 5 例，頭部 MRI 検査で 2 例において，それぞれ異常所見を認めた．得られた所見は大脳皮質の萎縮，レンズ核の石灰化，白質軟化症などで，急性期の治療方針に影響を与えるものではなかった[3]．Teng らは初回複雑型熱性けいれん 71 例に頭部 CT/MRI 検査を施行したが，同様に，緊急外科処置を含め何らかの治療介入を要するような異常所見を認めた症例は 1 例もなかったと報告している[4]．頭部 MRI 検査に関しての Hesdorffer らの検討によると，発作発症 1 週間以内に施行した 159 例中 20 例（12.6%）において何らかの異常所見がみられ，単純型に比し発作時間が遷延する焦点発作を伴う場合に有意に異常が見つかりやすい（オッズ比 4.3，95%CI 1.2 to 15.0）と報告している．異常所見としては皮質形成異常や皮質下の高信号域，白質の異常信号域など，熱性けいれん発症以前から有する異常が多く，くも膜囊胞や脳室拡大のような発作との関連が低い所見もみられる．いずれも，熱性けいれんに対する救急外来での対応や治療介入に影響を与えないものである[5]．Hesdorffer らは，その後の検討で，発作発症前から存在する MRI での形態的異常は将来，熱性けいれん重積が起こるリスク因子となることも報告しており[6]，頭部 MRI は，むしろ，長期的予後との関連が議論されている．複雑型熱性けいれんに関する Kimia らの報告によると，救急外来で頭部 CT/MRI 検査を施行した 268 例中 4 例（1.5%，95%CI 0.5 to 4.0%）で臨床的に問題となる異常所見を有しており，内訳は 2 例で脳内出血，1 例が急性散在性脳脊髄炎，1 例が局所性の脳浮腫だった．これらの症例は眼振，麻痺，意識障害

などを認めており，複雑型熱性けいれんでも，発作以外の神経学的所見を欠く場合には頭部 CT/MRI 検査で診断されるべき所見を有することは極めてまれであると結論づけている[7]．2011 年の改訂版 AAP ガイドラインにおいても，単純型熱性けいれんに頭部 CT/MRI 検査はルーチンに施行すべきではないことが再確認されている[8]．

　これらの知見を考慮して，熱性けいれんは複雑型であっても，頭部 CT/MRI 検査の救急外来における有用性は極めて限定的であり，その適応は個々の症例で判断されるべきだと考える．ただし，発作後の意識障害が持続する場合や発作の再発がみられる場合は，急性脳症との鑑別を考慮し，頭部 MRI 検査を経時的に反復して施行する必要がある（CQ 2-2 参照）．

　なお，髄液検査前の画像検査の適応についての考え方に関しては CQ 1-1 を参照されたい．

文献検索式

● PubMed
search（seizures, febrile/diagnosis［mesh］AND（diagnostic imaging OR diagnostic techniques, neurologic））Filters : Publication date from 1983/01/01 to 2020/12/31 ; English ; Japanese
検索結果　111 件

● 医中誌
（（（（熱性けいれん /TH or 熱性けいれん /AL））and（（画像診断 /TH or 画像診断 /AL）or（神経系診断 /TH or 神経系診断 /AL））））and（PT= 会議録除く and CK= 幼児（2 ～ 5），小児（6 ～ 12），青年期（13 ～ 18））
検索結果　165 件

▶さらに検索された文献の参考文献や総説などから得られ，委員会で検討して重要と判断した文献も加えた．

文献

1）Practice Parameter : the neurodiagnostic evaluation of the child with a first simple febrile seizure. American Academy of Pediatrics. Provisional Committee on Quality Improvement, Subcommittee on Febrile Seizures. *Pediatrics* 1996 ; **97** : 769-772.

2）Garvey MA, Gaillard WD, Rusin JA, et al. Emergency brain computed tomography in children with seizures : Who is most likely benefit? *J Pediatr* 1998 ; **133** : 664-669.

3）Yücel O, Aka S, Yazicioglu L, Cerman O. Role of early EEG and neuroimaging in determination of prognosis in children with complex febrile seizure. *Pediatr Int* 2004 ; **46** : 463-467.

4）Teng D, Dayan P, Tyler S, et al. Risk of intracranial pathologic conditions requiring emergency intervention after a first complex febrile seizure episode among children. *Pediatrics* 2006 ; **117** : 304-308.

5）Hesdorffer DC, Chan S, Tian H, et al. Are MRI-detected brain abnormalities associated with febrile seizure type? *Epilepsia* 2008 ; **49** : 765-771.

6）Hesdorffer DC, Shinnar S, Lax DN, et al. Risk factors for subsequent febrile seizures in the FEBSTAT study. *Epilepsia* 2016 ; **57** : 1042-1047.

7）Kimia AA, Ben-Joseph E, Prabhu S, et al. Yield of emergency neuroimaging among children presenting with a first complex febrile seizure. *Pediatr Emerg Care* 2012 ; **28** : 316-321.

8）Subcommittee on Febrile Seizures ; American Academy of Pediatrics. Neurodiagnostic evaluation of the child with a simple febrile seizure. *Pediatrics* 2011 ; **127** : 389-394.

CQ 1-4　有熱時発作を起こした小児において入院(入院可能な病院への搬送)を考慮する目安は何か

要約

1. 有熱時発作を起こして受診した患者における入院の基準は施設や地域によって異なるが,以下の項目が入院を考慮する目安となる

   1) 発作が5分以上続いて抗てんかん薬の静注を必要とする場合

   2) 髄膜刺激症状,発作後30分以上の意識障害,大泉門膨隆がみられたり,中枢神経感染症が疑われる場合

   3) 全身状態が不良,または脱水所見がみられる場合

   4) 発作が同一発熱機会に繰り返しみられる場合

   5) 上記以外でも診療した医師が入院が必要と考える場合

解説

　熱性けいれんにおける入院適応は医学的な判断のみならず,医療機関の体制や地域性,家族の心配などの社会的要因によって異なる.しかし一般診療医にとって熱性けいれんで受診した患者を入院させたり入院が可能な医療機関に紹介するかは重要な問題であり,その目安となる項目を以下に記載する.

遷延する発作の場合

　総論3およびCQ 2-1に記載したように,医療機関を受診した際に発作が5分以上持続している場合はジアゼパムの静注などの薬物投与が必要である.また,遷延する有熱時発作で発症する急性脳症も報告されており[1, 2],発作が遷延したり意識障害が持続する場合は急性脳症の可能性がある.発作が遷延した原因や発作の影響,薬剤投与による呼吸抑制などの副作用も考慮して入院での経過観察を考慮する.

髄膜刺激症状,発作後30分以上の意識障害,大泉門膨隆がみられたり,中枢神経感染症が疑われる場合

　CQ 1-1に記載したように,乳幼児の有熱時発作において細菌性髄膜炎がみられる頻度は低く[3-5],すべての熱性けいれんの患者を入院させて経過観察することは一般的には不要である.一方,Kimiaらの報告では526例の複雑型熱性けいれんのうち3例が細菌性髄膜炎と診断され,そのうち2例は傾眠,反応性の低下,呼吸抑制,大泉門膨隆と項部硬直などを認めたとされている[6].米国小児科学会(AAP)が2011年に示した単純型熱性けいれんについての指針においても,髄膜刺激症状や髄膜炎を疑う症状経過がある症例に対しては髄液検査を施行すべきであると推奨されている[7].これらからは,髄膜刺激症状,大泉門膨隆や神経学的異常所見(四肢の麻痺や眼球偏位など)

がみられる場合は髄膜炎など中枢神経感染症の可能性を考え，画像検査や髄液検査とあわせて入院適応も考慮するのがよいと考えられる．

また，Okumura らは 213 回の熱性けいれんについて検討し，93% の発作では発作後 30 分未満で意識が回復していたと報告している[8]．そのため，発作後に 30 分以上意識が回復しない場合は，急性脳症など熱性けいれん以外の原因も考慮し入院して経過をみる目安となるであろう．ただし発作後の意識障害の期間は過ぎても患者はそのまま眠っている場合もあり，呼びかけや痛覚刺激などで意識レベルの評価を行うのがよい．

全身状態が不良，または脱水所見がみられる場合

CQ 1-2 の血液検査の適応に記載したように，熱性けいれんで菌血症などの重症感染症を疑うような全身状態の不良がみられたり，脱水所見がみられる場合は血液検査とともに入院での治療が考慮される．

発作が同一発熱機会に繰り返しみられる場合

複雑型熱性けいれんにおいても細菌性髄膜炎の頻度は高くはない[1, 4]．ただしまれながら細菌性髄膜炎など中枢神経感染症の可能性を考慮して入院での経過観察をしてもよい．また発作が繰り返しみられる場合の患者家族の不安や，医療機関の体制，自宅と医療機関の距離などの地域性も考慮して入院適応は検討するのがよいであろう．

上記以外でも診療した医師が入院が必要と考える場合

上記以外の状況においても，現場の医師が入院が望ましいと考えれば入院での経過観察を行ってもよいと考えられる．入院適応には医学的理由以外に社会的側面も考慮される．

🔗 文献検索式

● PubMed
#01 "Seizures, Febrile" [Mesh] OR "Status Epilepticus" [Mesh]
#02 "Hospitalization" [Mesh] OR "Hospitals" [Mesh] OR "Emergency Service, Hospital" [Mesh]
#03 "Brain Diseases/diagnosis" [Majr] OR "Encephalitis, Viral/complications" [Majr] OR "Meningitis, Bacterial/epidemiology" [Majr] OR "Unconsciousness/epidemiology" [Majr] OR "Delirium/epidemiology" [Majr]
#04 "Child" [Mesh] OR "Infant" [Mesh], #05 #1 AND (#2 OR #3) AND #4
#06 ("status epilepticus" [TI] OR "febrile seizure" [TI]) AND (hospital* [TI] OR hospitali* [TIAB]) AND (child* [TIAB] OR infant* [TIAB] OR pediatric* [TIAB] OR paediatric* [TIAB])
#07 #5 OR #6, #08 #7 AND 1983 : 2021 [DP]
#09 #8 AND (JAPANESE [LA] OR ENGLISH [LA])
#10 #9 AND ("Clinical Trial" [PT] OR "Clinical Trials as Topic" [Mesh] OR "Observational Study" [PT] OR "Observational Studies as Topic" [Mesh] OR (("clinical trial" [TIAB] OR "case control" [TIAB] OR "case comparison" [TIAB]) NOT medline [SB]))
検索結果　30 件
● 医中誌
#01 てんかん重積状態 /TH or 熱性けいれん /TH
#02 入院 /TH or 病院 /TH or 病院救急医療サービス /TH
#03 脳疾患；診断 /TH or 脳炎 - ウイルス性；合併症 /TH or 髄膜炎 - 細菌性；疫学 /TH or 意識消失；疫学 /TH or せん妄；疫学 / TH
#04 #1 and (#2 or #3), #05 小児 /TH, #06 #4 and #5
#07 #4 and (CK= 新生児，乳児 (1 〜 23 ヶ月)，幼児 (2 〜 5)，小児 (6 〜 12)，青年期 (13 〜 18))
#08 (熱性けいれん /TI or 熱性痙攣 /TI or けいれん重積 /TI or てんかん重積 /TI or てんかん発作重積 /TI or 痙攣重積 /TI or 癲癇重積 / TI) and (入院 /TI or 搬送 /TI or 移送 /TI or 病院 /TI or 発作 /TI or 脳疾患 /TI or 脳炎 /TI or 髄膜炎 /TI or 意識消失 /TI or せん妄 /TI) and (小児 /TA or 子供 /TA or 子ども /TA or 患児 /TA or 乳児 /TA or 幼児 /TA)
#09 #6 or #7 or #8, #10 #9 and (PDAT=1983 : 2021)
#11 #10 and (PT= 原著論文, 総説)
検索結果　219 件

▶さらに検索された文献の参考文献や総説などから得られ，委員会で検討して重要と判断した文献も加えた.

🔗 文献

1）Takanashi J, Oba H, Barkovich AJ, et al. Diffusion MRI abnormalities after prolonged febrile seizures with encephalopathy. *Neurology* 2006 ; **66** : 1304-1309 ; discussion 1291.

2）Yamanouchi H, Kawaguchi N, Mori M, et al. Acute infantile encephalopathy predominantly affecting the frontal lobes. *Pediatr Neurol* 2006 ; **34** : 93-100.

3）Teach SJ, Geil PA. Incidence of bacteremia, urinary tract infections, and unsuspected bacterial meningitis in children with febrile seizures. *Pediatr Emerg Care* 1999 ; **15** : 9-12.

4）Trainor JL, Hampers LC, Krug SE, Listernick R. Children with first-time simple febrile seizures are at low risk of serious bacterial illness. *Acad Emerg Med* 2001 ; **8** : 781-787.

5）Teran CG, Medows M, Wong SH, Rodriguez L, Varghese R. Febrile seizures : current role of the laboratory investigation and source of the fever in the diagnostic approach. *Pediatr Emerg Care* 2012 ; **28** : 493-497.

6）Kimia A, Ben-Joseph EP, Rudloe T, et al. Yield of lumbar puncture among children who present with their first complex febrile seizure. *Pediatrics* 2010 ; **126** : 62-69.

7）Subcommittee on Febrile Seizures ; American Academy of Pediatrics. Neurodiagnostic evaluation of the child with a simple febrile seizure. *Pediatrics* 2011 ; **127** : 389-394.

8）Okumura A, Uemura N, Suzuki M, Itomi K, Watanabe K. Unconsciousness and delirious behavior in children with febrile seizures. *Pediatr Neurol* 2004 ; **30** : 316-319.

CQ 1-5 来院時に熱性けいれんが止まっている場合に外来でジアゼパム坐剤を使用したほうがよいか

📑 要約

1. 来院時に熱性けいれんが止まっている場合，外来でルーチンにジアゼパム坐剤を入れる必要はない

💬 解説

　本項で記載するジアゼパム坐剤の投与は CQ 4-1 の発熱時のジアゼパム坐剤予防投与とは違った状況であり，あくまでも外来における応急処置であることに留意していただきたい．熱性けいれんを起こして受診した患者が 1 日以内に再度の発作を起こして外来を再診するのではという心配は多くの医師がもつものである．一方で，ジアゼパム坐剤の投与が意識レベルの評価を困難にしたり髄膜炎や急性脳症の診断を遅らせるのではないかという危惧も存在する．

　ここでは，同一発熱機会の発作再発の予防効果と，髄膜炎や急性脳症の診断への影響に分けて記載をする．

同一発熱機会の熱性けいれんの再発の予防効果

　Hirabayashi らは熱性けいれんを起こして病院を受診した 203 例において，外来でジアゼパム坐剤を使用していた時期と使用しなかった時期に分けて，両群で同一発熱機会での発作の再発率を後方視的に比較した．その結果，ジアゼパム坐剤を使用した 95 例では 2 例(2.1%)に再発があったのに対して，ジアゼパム坐剤を使用しなかった 108 例では 16 例(14.8%)に再発がみられ，ジアゼパム坐剤には有意な予防効果がみられた[1]．一方で田中らの後方視的観察研究ではジアゼパム坐剤の投与の有無で発作再発に有意な差がなかったと報告されているが，ジアゼパム坐剤使用の基準が決められておらず，結果には多くのバイアスが存在すると考えられる[2]．船田らによる 341 例の後方視的検討では，ジアゼパム坐剤投与群 134 例で 24 時間以内の発作再発が 3 例(2.2%)，ジアゼパム坐剤非投与群 207 例では 24 時間以内の発作再発は 24 例(11.6%)とジアゼパム坐剤の有意な予防効果がみられた[3]．これらの結果から，熱性けいれんを起こして来院した患者において外来でジアゼパム坐剤を使用することは発作の再発予防に一定の効果があると考えられる．ただし坐剤を入れなくても再発のみられない患者も多く，ジアゼパム坐剤によるふらつきでの転倒，ジアゼパム坐剤による眠気で髄膜炎や急性脳症の症状がマスクされる危険性などから，ルーチンに熱性けいれん全例においてジアゼパム坐剤を使用する必要はないであろう．

　一方で Inoue らは，「熱性けいれん診療ガイドライン 2015」発行前のジアゼパム坐剤を使用することが多かった時期と，ガイドライン発行後のジアゼパム坐剤を使用しないことが多かった時期に分けて比較を行っている．その結果，ジアゼパム坐剤使用例が 2011～2015 年の 156/297 例(53%)から 2016～2018 年は 37/212 例(17%)に減少し，一方で 24 時間以内の熱性けいれん再発は 2011～

2015 年の 35/297 人（12%）から 2016～2018 年は 43/212 例（20%）に増加したと報告している[4]．それに伴い，患者の病院の受診，入院も 2016～2018 年に増加したとしている．

　本ガイドラインで示した要約および解説文は，外来でのジアゼパム坐剤の使用を否定するものではなく，適応は各医療機関の体制や自宅と医療機関の距離などの地域性，家族の心配などを考慮して決めるのがよいと考えられる．

ジアゼパム坐剤使用による髄膜炎や急性脳症の診断への影響

　有熱時発作を起こして来院した患者に外来でジアゼパム坐剤を使用することが髄膜炎や急性脳症などの診断に影響するかについては参考にできる文献が見つからなかった．これは，有熱時発作全体のうちで中枢神経感染症が原因の患者はまれで前方視的ランダム化比較試験や観察研究もむずかしいためと考えられる．外来でジアゼパム坐剤を使用する場合にはジアゼパム坐剤が意識レベルの低下や神経学的異常所見をマスクしてしまう可能性も考慮し，髄膜刺激症状，大泉門膨隆や神経学的異常所見（四肢の麻痺や眼球偏位など）などの中枢神経感染症を疑う所見がないかに留意したうえで使用するのが望ましい．

文献検索式

● PubMed
#01 "Seizures, Febrile/drug therapy"［Mesh］OR "Seizures, Febrile/prevention and control"［Mesh］
#02 "Diazepam"［Mesh］, #03 "Suppositories"［Mesh］, #04 #1 AND #2 AND #3
#05（"febrile seizure"［TI］OR "febrile seizures"［TI］OR "febrile convulsion"［TI］OR "febrile convulsions"［TI］）AND diazepam［TI］
#06 #4 OR #5, #07 #6 AND 1983 : 2021［DP］, #08 #7 AND（JAPANESE［LA］OR ENGLISH［LA］）
検索結果　43 件

● 医中誌
#01 熱性けいれん /TH, #02 Diazepam/TH, #03 坐剤 /TH, #04 #1 and #2 and #3
#05（熱性けいれん /TI or 熱性痙攣 /TI or けいれん重積 /TI or てんかん重積 /TI or てんかん発作重積 /TI or 痙攣重積 /TI or 癲癇重積 /TI）and（Diazepam/TI or ジアゼパム /TI）and（坐薬 /TA or 坐剤 /TA or 座薬 /TA）
#06 #4 or #5, #07 #6 and（PDAT=1983 : 2021）
検索結果　145 件

▶ さらに検索された文献の参考文献や総説などから得られ，委員会で検討して重要と判断した文献も加えた．

文献

1）Hirabayashi Y, Okumura A, Kondo T, et al. Efficacy of a diazepam suppository at preventing febrile seizure recurrence during a single febrile illness. *Brain Dev* 2009 ; **31** : 414-418.
2）田中政幸，近江園善一．有熱性けいれんの診断及び治療．日小児会誌 2009 ; **113** : 701-705.
3）船田桂子，田村雅人，秋山奈緒，ら．熱性けいれん頓挫後 24 時間以内の再発を予防するためのジアゼパム坐剤の効果．小児臨 2015 ; **68** : 1731-1736.
4）Inoue M, Adachi S, Kawakami I, Koga H. Change in the strategy for prophylactic diazepam use for febrile seizures and the impact on seizure recurrence within 24 h. *Seizure* 2020 ; **75** : 70-74.

●有熱時発作の初期対応フローチャート

有熱時発作の初期対応

生後6か月〜60か月の有熱時発作

受診時に5分以上，持続しているか？

止まっている

遷延性の発作，髄膜刺激症状，意識障害，大泉門
膨隆など中枢神経感染症を疑う所見があるか？

ない

全身状態の不良，
脱水所見などがあるか？

ない

応急処置としての当日の
ジアゼパム坐剤の予防投与は
ルーチンには不要
ただし，
①医療機関・地域の救急体制
②医療機関へのアクセス
③家族の不安
など，社会的な要因を加味し，
その使用は総合的に判断する
（CQ1-4，1-5）

ある

頭部画像検査，
血液検査，髄液検査
（CQ1-1，1-2，1-3）

ある

血液検査
（CQ1-2）

持続している

①ジアゼパム，ミダゾラム，ロラゼパム
いずれかの静注，またはミダゾラムの
口腔内投与 （CQ2-1）
②上記が困難な施設では二次医療施設へ
搬送をするが，その際はジアゼパム坐
剤を使用してもよい

発作が止まったか？

止まった

止まらない

その他の治療＊

頭部画像検査，
髄液検査，脳波検査の
適応を考慮する
（CQ2-2）

抗てんかん薬の静注や画像検査，髄液検査，血液検査の施行が困難な医療機関の場合は
二次医療機関へ搬送して行う．

＊その他の治療：ミダゾラム持続静注，フェノバルビタール静注，ホスフェニトイン静注など

薬剤参考投与量
・ジアゼパム（セルシン®，ホリゾン®）
　0.3〜0.5 mg/kgを緩徐に静脈内投与（添付文書では小児用量の規定はない）
・ミダゾラム（ミダフレッサ®）
　0.15 mg/kgを1 mg/分の速度で緩徐に静脈内投与
・ロラゼパム（ロラピタ®）
　0.05 mg/kg（最大4 mg）を2 mg/分の速度で緩徐に静脈内投与
・ミダゾラム口腔用液（ブコラム®）
　修正在胎52週（在胎週数＋出生後週数）以上1歳未満 2.5 mg，1歳以上5歳未満 5 mg，
　5歳以上10歳未満 7.5 mg，10歳以上18歳未満 10 mgを頬粘膜投与

各論
2 熱性けいれん
重積状態

CQ2-1 熱性けいれん重積状態の初期治療薬は何か

📑 要約

1. 発作が5分以上持続している場合，ジアゼパム，ミダゾラム，ロラゼパムのいずれかの静注，またはミダゾラムの口腔投与を行うか，静注が可能な施設に搬送する

2. いずれも呼吸抑制には注意をする

参考投与量

・ジアゼパム（セルシン®，ホリゾン®）
　0.3〜0.5 mg/kg を緩徐に静脈内投与（添付文書では小児用量の規定はない）
・ミダゾラム（ミダフレッサ®）
　0.15 mg/kg を 1 mg/ 分の速度で緩徐に静脈内投与
・ロラゼパム（ロラピタ®）
　0.05 mg/kg（最大 4 mg）を 2 mg/ 分の速度で緩徐に静脈内投与
・ミダゾラム口腔用液（ブコラム®）
　修正在胎 52 週（在胎週数＋出生後週数）以上 1 歳未満 2.5 mg，1 歳以上 5 歳未満
　5 mg，5 歳以上 10 歳未満 7.5 mg，10 歳以上 18 歳未満 10 mg を頬粘膜投与

💬 解説

　てんかん重積状態の治療について，熱性けいれんに限った報告は少ないため，てんかんなどほかの原因も含めた小児の発作の初期治療で用いられる第一選択薬について検討した結果を記載する．なお，総論 3 で述べたようにてんかん重積状態の持続時間の定義は 30 分よりも短くされる傾向があり，乳幼児においてはまだ十分なデータはないが，発作が 5 分以上持続している場合には薬物治療の開始を考慮すべきと考えられる．

　また，けいれん発作のあとに，強直した姿勢や体の一部の動き，眼球偏位が続いている場合には，焦点発作（部分発作）が持続している可能性と発作後の症状の可能性がある[1, 2]．ただし発作時脳波の記録なしで一般診療医が両者を鑑別するのは困難であり，発作が止まっていないと考えられれば抗てんかん薬の投与をすることはやむをえないと考えられる．

　発作を止めるための第一選択の静注薬としてはジアゼパム，ミダゾラム，ロラゼパムがある．以下の解説のようにこれらの 3 種類の静注薬はいずれも小児のてんかん重積状態の治療の有効性が示されており，発作が 5 分以上続いている場合はジアゼパム，ミダゾラム，ロラゼパムのいずれかを静注すべきである．またミダゾラムの口腔，鼻腔，筋注投与は，ジアゼパム静注と同等の発作消失

効果があり，静注ルート確保の時間も含めればミダゾラム非静注薬を用いた場合のほうが発作消失までの時間が短いとの報告があるため，静脈ルートの確保に時間を要すると考えられる場合にはミダゾラムの非静脈投与を行うべきである．2021年現在，日本ではミダゾラムの口腔用液は市販されているが，ミダゾラムの鼻腔投与薬は市販されておらず，ミダゾラムの筋注も麻酔前投薬としての承認のみである．

なお，第一選択薬で止まらない場合の治療薬については本学会にて作成された「小児けいれん重積治療ガイドライン」にゆずるとして，本ガイドラインでは取り扱わなかった．

ジアゼパム静注

前方視的ランダム化比較試験で小児の発作に対するジアゼパム静注とミダゾラム鼻腔投与または筋注，ロラゼパム静注を比較した研究において，ジアゼパム0.2〜0.4 mg/kg（体重）の静注で54〜100%の発作は消失しており，熱性けいれんの報告では92%で発作が消失している[3-6]．Mahmoudianらは受診時に発作が持続している小児70人においてジアゼパム0.2 mg/kg静注かミダゾラム0.2 mg/kg鼻腔投与を行い，全例で10分以内に発作は止まり，同等の有効性があると報告している[6]．Chamberlainらは10分以上発作が持続している小児24人にジアゼパム0.3 mg/kg（最大10 mg）静注かミダゾラム0.2 mg/kg（最大7 mg）筋注を行い，ジアゼパム静注群とミダゾラム筋注群それぞれ1人を除いて発作が消失したとしている[4]．Appletonらは受診時に発作が持続している小児86人にジアゼパム0.3〜0.4 mg/kg静注（静脈ラインが確保できないときは注腸）かロラゼパム0.05〜0.1 mg/kg静注（静脈ラインが確保できないときは注腸）を行い，ジアゼパム静注では54%の発作が1回の静注で消失，ロラゼパム静注では70%の発作が1回の静注で消失し，ロラゼパムのほうが有効性は高かったと報告している[3]．Lahatらは10分以上発作が持続している熱性けいれんの小児44人52機会にジアゼパム0.3 mg/kg（最大10 mg）静注かミダゾラム0.2 mg/kg（最大10 mg）の鼻腔投与を行い，ジアゼパム静注群26機会中24機会（92%），ミダゾラム鼻腔投与群26機会中23機会（88%）で発作が消失したと報告している[5]．

上記の報告において，発作持続以外でジアゼパム静注による呼吸抑制，徐脈などの副作用は認められていない[3-6]．

ミダゾラム静注

てんかん重積状態の適応が承認されたミダゾラム静注薬が2014年12月に市販された．ミダゾラム，ロラゼパム，ジアゼパムを第一選択薬として小児の発作に使用した前方視的ランダム化比較試験が1つ確認された[7]．Gathwalaらはミダゾラム0.1 mg/kg，ロラゼパム0.1 mg/kg，ジアゼパム0.3 mg/kgを第一選択薬としてそれぞれ40例に使用し，発作が消失するまでの時間には3剤で有意差はなく，発作の再発率にも有意差はなかったと報告している[7]．また，呼吸抑制や過剰な傾眠はジアゼパムに多く，ミダゾラムとロラゼパムには差はなかったとしている．

日本における後方視的な観察研究では，Hayashiらは小児のてんかん重積状態に対する後方視的な観察研究を行い，第一選択でミダゾラムの静注をした70人においては74%の発作が消失したと報告している[8]．吉川らはけいれん重積状態に対してミダゾラムの静注を行った小児の後方視的観察研究を行い，第一選択薬でミダゾラムの静注をした42機会のうち35機会（83%）で発作が消失したと報告している[9]．

Hayashiらの報告では10%の機会でミダゾラム静注によると考えられる呼吸抑制[8]，吉川らの報告では89機会中1例で興奮状態，1例で呼吸抑制が認められた[9]．

ロラゼパム静注

てんかん重積状態の適応が承認されたロラゼパム静注薬が2019年2月に市販された．小児の発作に対するロラゼパム静注とジアゼパム静注を比較した前方視的ランダム化比較試験が3つ確認さ

れた[3, 7, 10]. Appleton らの報告では, 最初の静注から 7〜8 分で発作が続いていて 2 回目の静注を必要とした患者はロラゼパム群 27 例で 30%, ジアゼパム群 34 例で 35% と, ロラゼパムのほうが薬剤追加例が少なかった[3]. Chamberlain らの報告では 10 分以内に発作消失し 30 分以内の発作再発がみられなかった例はロラゼパム 133 例のうち 72.9%, ジアゼパム 140 例のうち 72.1% で, 両者に有意な差はみられなかった[10]. Gathwala らの報告では, ミダゾラム 0.1 mg/kg, ロラゼパム 0.1 mg/kg, ジアゼパム 0.3 mg/kg を第一選択薬としてそれぞれ 40 例に使用し, 発作が消失するまでの時間には 3 剤で有意差はなく, 発作の再発率にも有意差はなかったと報告している[7].

有害事象については, Appleton らの報告では呼吸抑制はロラゼパム群で 1 人(4%), ジアゼパム群で 7 人(21%). Chamberlain らの報告では, 呼吸補助を必要とした例がロラゼパム群で 17.6%, ジアゼパム群で 16.0% と差はみられず, ロラゼパム群で傾眠が多かったとしている. Gathwala らの報告では呼吸抑制はジアゼパム群の 1 人のみ, 過剰な傾眠はジアゼパム群で有意に多かった〔ロラゼパム 4 人(10%), ジアゼパム 18 人(45%), ミダゾラム 3 人(7.5%)〕.

上記の 3 つの論文について行われたシステマティックレビューが Cochrane Database Syst Rev に掲載されている[11]. このシステマティックレビューによれば, 静注薬はいずれも有効で有害事象は少ないとされている. ただしロラゼパムはジアゼパムより呼吸抑制が少ないとされている[11].

静注以外の投与法

日本においてミダゾラムの口腔投与薬が 2020 年 12 月に市販された. ジアゼパムの注腸用液剤, ミダゾラムの鼻腔投与薬は市販されておらず, ミダゾラムの筋注も麻酔前投薬としての承認のみである. なお, ジアゼパムの固形の坐剤は有効血中濃度に達するのが投与後約 30 分と報告されており[12], 吸収に時間がかかり液剤と同等には扱えないことに注意していただきたい.

ミダゾラム口腔投与とジアゼパム静注のランダム化比較試験では, 静脈ルートを確保する時間を含めると, 発作消失までの時間はミダゾラム口腔投与で 2.39 ± 1.04 分, ジアゼパム静注で 2.98 ± 1.01 分と, ミダゾラム口腔投与のほうが短かったと報告されている[13]. また, いずれの群も重大な有害事象はなかったとされている.

ミダゾラム筋注とジアゼパム静注またはロラゼパム静注のランダム化比較試験では, ミダゾラム筋注はジアゼパム静注やロラゼパム静注と同等以上の有効性があると報告されている[4, 12]. 呼吸障害などの安全性はミダゾラム筋注とジアゼパム静注やロラゼパム静注で差はなかったと報告されている[4, 14, 15].

ミダゾラム鼻腔投与とジアゼパム静注のランダム化比較試験では, ミダゾラム鼻腔投与はジアゼパム静注と同等の効果があり[5, 6, 16], 病院到着から発作停止までの時間はミダゾラム鼻腔投与のほうが短かったとの報告がある[5, 16].

小児の発作に対するジアゼパム注腸とミダゾラム口腔投与の前方視的ランダム化比較試験では, 両者の有効性や投与から発作が止まるまでの時間には有意差はなかったとの報告[17, 18], またはミダゾラム口腔投与のほうが有効性が高く発作が速く消失するとの報告がある[19, 20]. 呼吸や循環合併症はミダゾラム口腔投与とジアゼパム注腸で有意な差はみられていない[17-19].

システマティックレビューにおいても, ミダゾラムの口腔, 鼻腔投与, 筋注はジアゼパムの静注と同等の効果があり, 速く投与ができるため速く効くことが報告されている[11, 19-21]. またミダゾラム口腔投与はジアゼパム注腸と同等以上の効果があり, 速く効くことが報告されている[11, 21-23].

以上から, ミダゾラムの鼻腔投与, 口腔投与, 筋注, ジアゼパムの注腸は静脈ルートが確保できていない小児における発作の治療として有効と考えられる.

ジアゼパムの固形の坐剤は有効血中濃度に達するのが投与後約 30 分と報告されており[9], 早急に発作を止める目的には向かないが, 施設の体制や安全上から静注薬の使用が困難な場合はジアゼパム坐剤を使用しておくことで二次医療機関へ搬送する間に効果がみられる可能性がある.

なお, 抱水クロラール坐剤と注腸用キットはわが国において「静脈注射が困難なけいれん重積状

態」の適応が認可されている．特に抱水クロラール注腸用キットは液剤を直接注腸できるので速効性が期待される．ただし，2021 年 12 月時点においては軽症胃腸炎に伴うけいれん群発などに使用した報告はあるが，小児のてんかん重積の第一選択薬としての多数例の検討はまだみられない．

🔗 文献検索式

● PubMed

#01 "Status Epilepticus/drug therapy" [Majr] OR "Seizures, Febrile/drug therapy" [Majr]

#02 "Anticonvulsants/administration and dosage" [Majr] OR "Anticonvulsants/therapeutic use" [Majr] OR "Midazolam/administration and dosage" [Majr] OR "Diazepam/therapeutic use" [Mesh] OR "Chloral Hydrate" [Mesh]

#03 （Seizure* [TI] OR "Status Epilepticus" [TI]）AND（Anticonvulsant* [TIAB] OR Midazolam [TIAB] OR Diazepam [TIAB] OR "Chloral Hydrate" [TIAB]）AND（treatment [TI] OR therap* [TI]）

#04 (#1 AND #2) OR #3, #05 #4 AND 1983 : 2021 [DP], #06 #5 AND （JAPANESE [LA] OR ENGLISH [LA]）

#07 #6 AND（"Meta-Analysis" [PT] OR "Meta-Analysis as Topic" [Mesh] OR "meta-analysis" [TIAB]）

#08 #6 AND（"Cochrane Database Syst Rev" [TA] OR "Systematic Review" [PT] OR "Systematic Reviews as Topic" [Mesh] OR "systematic review" [TIAB]）

#09 #6 AND（"Practice Guideline" [PT] OR "Practice Guidelines as Topic" [Mesh] OR "Consensus" [Mesh] OR "Consensus Development Conferences as Topic" [Mesh] OR "Consensus Development Conference" [PT] OR guideline* [TI] OR consensus [TI]）

#10 #7 OR #8 OR #9

#11 #6 AND（"Randomized Controlled Trial" [PT] OR "Randomized Controlled Trials as Topic" [Mesh] OR （random* [TIAB] NOT medline [SB]））

#12 #6 AND（"Clinical Trial" [PT] OR "Clinical Trials as Topic" [Mesh] OR "Observational Study" [PT] OR "Observational Studies as Topic" [Mesh] OR （（"clinical trial" [TIAB] OR "case control" [TIAB] OR "case comparison" [TIAB]）NOT medline [SB]））

#13 (#11 OR #12) NOT #10

検索結果　215 件

● 医中誌

#01 てんかん重積状態 /TH and（SH= 治療，薬物療法）

#02 熱性けいれん /TH and（SH= 治療，薬物療法）

#03 抗けいれん剤 /TH or Midazolam/TH or Diazepam/TH or "Chloral Hydrate"/TH

#04 (#1 or #2) and #3

#05 （熱性痙攣 /TI or 熱性痙攣 /TI or けいれん重積 /TI or てんかん重積 /TI or てんかん発作重積 /TI or 痙攣重積 /TI or 癲癇重積 / TI）and（抗けいれん剤 /TI or 抗てんかん剤 /TI or 抗けいれん薬 /TI or 抗てんかん薬 /TI or 抗痙攣剤 /TI or 抗痙攣薬 /TI or 抗癲癇剤 / TI or 抗癲癇薬 /TI or Midazolam/TI or ミダゾラム /TI or Diazepam/TI or ジアゼパム /TI or "Chloral Hydrate"/TI or 抱水クロラール / TI）

#06 #4 or #5, #07 #6 and（PDAT=1983 : 2021），#08 #7 and（PT= 原著論文，総説）

検索結果　411 件

▶ さらに検索された文献の参考文献や総説などから得られ，委員会で検討して重要と判断した文献も加えた．
▶ 文献は 2013 年 1 月に検索し，2013 年 3 月に追加検索を行った．2021 年のガイドラインの改訂において 2021 年 1 月に追加検索を行った．

🔗 文献

1) Yamamoto N. Prolonged nonepileptic twilight state with convulsive manifestations after febrile convulsions : a clinical and electroencephalographic study. *Epilepsia* 1996 ; **37** : 31-35.

2) Specchio N, Cusmai R, Volkov J, Montaldo P, Vigevano F. Occurrence of a prolonged nonepileptic motor status after a febrile seizure. *Epilepsia* 2006 ; **47** : 1079-1081.

3) Appleton R, Sweeney A, Choonara I, Robson J, Molyneux E. Lorazepam versus diazepam in the acute treatment of epileptic seizures and status epilepticus. *Dev Med Child Neurol* 1995 ; **37** : 682-688.

4) Chamberlain JM, Altieri MA, Futterman C, Young GM, Ochsenschlager DW, Waisman Y. A prospective, randomized study comparing intramuscular midazolam with intravenous diazepam for the treatment of seizures in children. *Pediatr Emerg Care* 1997 ; **13** : 92-94.

5) Lahat E, Goldman M, Barr J, Bistritzer T, Berkovitch M. Comparison of intranasal midazolam with intravenous diazepam for treating febrile seizures in children : prospective randomised study. *BMJ* 2000 ; **321** : 83-86.

6) Mahmoudian T, Zadeh MM. Comparison of intranasal midazolam with intravenous diazepam for treating acute seizures in children. *Epilepsy Behav* 2004 ; **5** : 253-255.

7) Gathwala G, Goel M, Singh J, Mittal K. Intravenous diazepam, midazolam and lorazepam in acute seizure control. *Indian J Pediatr* 2012 ; **79** : 327-332.

8) Hayashi K, Osawa M, Aihara M, et al. Efficacy of intravenous midazolam for status epilepticus in childhood. *Pediatr Neurol* 2007 ; **36** : 366-372.

41

9）吉川秀人，山﨑佐和子．小児けいれん重積症に対するミダゾラム静注療法の検討．てんかん研 2004；**22**：180-185.

10）Chamberlain JM, Okada P, Holsti M, et al. Lorazepam vs diazepam for pediatric status epilepticus : a randomized clinical trial. *JAMA* 2014；**311**：1652-1660.

11）McTague A, Martland T, Appleton R. Drug management for acute tonic-clonic convulsions including convulsive status epilepticus in children. *Cochrane Database Syst Rev* 2018；**1**：CD001905.

12）Minagawa K, Miura H, Mizuno S, Shirai H. Pharmacokinetics of rectal diazepam in the prevention of recurrent febrile convulsions. *Brain Dev* 1986；**8**：53-59.

13）Talukdar B, Chakrabarty B. Efficacy of buccal midazolam compared to intravenous diazepam in controlling convulsions in children : a randomized controlled trial. *Brain Dev* 2009；**31**：744-749.

14）Silbergleit R, Durkalski V, Lowenstein D, et al. Intramuscular versus intravenous therapy for prehospital status epilepticus. *N Engl J Med* 2012；**366**：591-600.

15）Shah I, Deshmukh CT. Intramuscular midazolam vs intravenous diazepam for acute seizures. *Indian J Pediatr* 2005；**72**：667-670.

16）Javadzadeh M, Sheibani K, Hashemieh M, Saneifard H. Intranasal midazolam compared with intravenous diazepam in patients suffering from acute seizure : a randomized clinical trial. *Iran J Pediatr* 2012；**22**：1-8.

17）Scott RC, Besag FM, Neville BG. Buccal midazolam and rectal diazepam for treatment of prolonged seizures in childhood and adolescence : a randomised trial. *Lancet* 1999；**353**：623-626.

18）Baysun S, Aydin OF, Atmaca E, Gürer YKY. A comparison of buccal midazolam and rectal diazepam for the acute treatment of seizures. *Clin Pediatr*（Phila）2005；**44**：771-776.

19）McIntyre J, Robertson S, Norris E, et al. Safety and efficacy of buccal midazolam versus rectal diazepam for emergency treatment of seizures in children : a randomised controlled trial. *Lancet* 2005；**366**：205-210.

20）Ashrafi MR, Khosroshahi N, Karimi P, et al. Efficacy and usability of buccal midazolam in controlling acute prolonged convulsive seizures in children. *Eur J Paediatr Neurol* 2010；**14**：434-438.

21）Appleton R, Macleod S, Martland T. Drug management for acute tonic-clonic convulsions including convulsive status epilepticus in children. *Cochrane Database Syst Rev* 2008；**3**：CD001905.

22）Sofou K, Kristjánsdóttir R, Papachatzakis NE, Ahmadzadeh A, Uvebrant P. Management of prolonged seizures and status epilepticus in childhood : a systematic review. *J Child Neurol* 2009；**24**：918-926.

23）McMullan J, Sasson C, Pancioli A, Silbergleit R. Midazolam versus diazepam for the treatment of status epilepticus in children and young adults : a meta-analysis. *Acad Emerg Med* 2010；**17**：575-582.

CQ2-2 遷延性の有熱時発作を起こした小児において有用な検査は何か

📋 要約

1. 遷延性の有熱時発作を起こした小児において，意識障害が持続する場合や発作の再発がみられる場合は，発症時の頭部 MRI 検査が正常でも急性脳症の鑑別のために頭部 MRI の再検査や脳波検査が有用である

2. 遷延性の有熱時発作を起こした小児においては，細菌性髄膜炎などの中枢神経感染症の鑑別のため髄液検査を考慮する

3. 熱性けいれん重積状態では発症後数日以内の頭部 MRI（T2 強調像，拡散強調像）で海馬の高信号がみられることがあるが，これが将来の側頭葉てんかん発症の予測に役立つかはまだわかっていない

💬 解説

　てんかん重積状態で来院した患者において発熱がみられても，発熱はてんかん発作の結果である場合もあり，有熱時発作に限らず広くてんかん重積状態の原因を鑑別の念頭におく必要がある．そのため，一般血液生化学，アンモニア，血液ガス分析などの血液検査は有用である．ただし本 CQ では，それらを行ったあとの遷延性の有熱時発作における頭部画像，脳波，髄液検査に焦点を当てて解説する．特に，急性脳炎・脳症，細菌性髄膜炎の鑑別についてと，熱性けいれん重積状態による海馬の障害の検出という 2 つの観点に分けて述べる．

　なお，総論 3 で記載したように熱性けいれん重積状態の持続時間の定義には，5 分以上持続している場合(t1)と，発作が 30 分以上持続または意識なく反復する場合(t2)の 2 つの time point がある．本章における画像，髄液検査，脳波検査などの対象は t2 の 30 分以上持続または意識なく反復する発作が中心となる．

急性脳炎・脳症，細菌性髄膜炎の鑑別のための検査

　発熱時のてんかん重積状態がみられる急性脳症が知られており，熱性けいれん重積状態との鑑別が重要である．Takanashi らが報告した「二相性けいれんと拡散低下を呈する急性脳症（AESD）」では，発熱時の重積発作がみられたあとに，様々な程度の意識障害が数日続き，4～6 病日に発作が再発，群発する．AESD では最初の重積発作がみられたときの頭部 MRI 検査は正常のことが多いが，数日後の発作群発がみられたときには拡散強調像で両側または片側の皮質下白質の高信号がみられる[1]．Yamanouchi らも前頭葉優位の皮質下白質に拡散強調像で高信号を示す急性脳症を「前頭葉を主として障害する乳幼児急性脳症（AIEF）」として報告している[2]．けいれん重積型急性脳症とよばれる急性脳症も同様の病態である．これらの報告から，熱性けいれん重積状態と考えられても意識

の回復不良，発作の再発がみられる場合は，初回頭部 MRI 検査が正常でも，頭部 MRI 検査の再度の撮像が有用である．

　発熱時けいれん重積状態がみられる急性脳症では急性期の脳波検査で徐波やてんかん（性）放電〔てんかん（性）発射〕がみられる頻度は高く（16 例中 15 例），脳波検査も急性脳症の鑑別に有用と考えられる[1]．なお，熱性けいれんにおける脳波検査の有用性については CQ 3-1 に記載されているので参照していただきたい．30 分以上の有熱時のてんかん重積状態がみられた小児において，意識回復までの時間や血液検査として静脈血ガス pH，ALT，血糖，クレアチニン，アンモニアを用いたスコアによって急性脳症と熱性けいれん重積を鑑別する試みも報告されている[3]．

　CQ 1-1 で述べたように単純型，複雑型を含め髄液検査は神経学的異常や髄膜刺激症状などを伴わない熱性けいれんでは通常は必要ではないと考えられるが，発熱に伴う重積発作では通常の熱性けいれんよりも細菌性髄膜炎の頻度が高いとの報告がある．Chin らの報告では，発熱時のけいれん重積状態を起こした 24 例中の 9 例で髄液検査が行われ 4 例（17%）で細菌性髄膜炎がみられた[4]．4 例中 1 例は水頭症に対する VP シャントが留置されている患者だったが，残りの 3 例は発症前は健常で髄膜刺激症状もみられなかった．このことから熱性けいれん重積状態においては，全例で髄液検査が必要とはいえないが，重積発作でない熱性けいれんよりも髄液検査の適応を考慮してよいと考えられる．

熱性けいれん重積状態における頭部 MRI 検査，脳波検査，髄液検査

　熱性けいれん重積状態とのちの側頭葉てんかんの発症の関連には多くの議論があり，側頭葉てんかん発症の予測に役立つかを検討するために熱性けいれん重積状態における頭部 MRI 検査や脳波検査の検討がされている．米国では FEBSTAT study とよばれる 30 分以上の熱性けいれん重積状態のみられた 199 例の前方視的多施設共同研究が行われており，頭部 MRI 所見や脳波検査についての報告がある．ただし，側頭葉てんかん発症の予測に役立つかには長期間の経過観察が必要で，まだ結論は出ていない．

　熱性けいれん重積状態を起こしたあと，数日以内の頭部 MRI 検査（T2 強調像，拡散強調像）で海馬の高信号がみられることがあるが，所見がみられる頻度は報告により 2〜64% と開きがある[5-9]．この頻度の違いは撮像時期，撮像方法（T2 強調像，拡散強調像），画像の評価基準，発作の持続時間などの違いによるかもしれない．FEBSTAT study では 30 分以上の熱性けいれん重積状態がみられた小児 199 例中 22 例（11%）で発作後 72 時間以内の T2 強調像で海馬の高信号がみられた[8]．また海馬の形成異常は 199 例中 20 例でみられ海馬の回転異常が 15 例と最も多かった[8]．Provenzale らの報告では 30 分以上の熱性けいれん重積状態の 72 時間以内の T2 強調像で 11 例中 7 例（64%）に海馬の高信号がみられた[6]．Hesdorffer らの報告では 15 分以上の熱性けいれんの 72 時間以内の頭部MRI 検査で 21 例中 7 例で皮質下構造の高信号などを含む異常がみられた[5]．Yokoi らの報告では30 分以上の熱性けいれん重積状態の 72 時間以内の拡散強調像で 22 例中 6 例で片側海馬の高信号がみられた[9]．一方で Tanabe らの報告では 15 分以上の熱性けいれん 52 例で 1 週間以内に頭部MRI 検査を行い 1 例でのみ T2 強調像，FLAIR 像で片側海馬の高信号がみられた[7]．ただし，これらの所見が将来の側頭葉てんかん発症の予測という臨床的な有用性をもつかはまだ明らかでない．

　30 分以上の熱性けいれん重積状態の後 72 時間以内の脳波検査で 199 例中 90 例（45%）に異常がみられると報告されている[10]．多くみられる脳波検査所見は局在性の徐波（199 例中 47 例），局在性の背景活動抑制（199 例中 25 例）で，特に側頭部に認められやすい．てんかん放電は 13 例（6.5%）にみられた．局在性徐波は焦点発作（部分発作）や T2 強調像で海馬の高信号のある患者でみられやすく，局在性抑制も T2 強調像で海馬の高信号のある患者でみられやすかった．

　熱性けいれん重積状態における髄液検査が FEBSTAT study において 136 例で行われ，細胞数が $4/mm^2$ 以上のことは 7%，髄液蛋白が 60 mg/dL より高かったのは 2.3% のみと報告されている[11]．熱性けいれん重積状態において髄液細胞数や蛋白が増加することはまれであり，髄液検査所見は急

性脳炎，髄膜炎との鑑別に有用と考えられる．

🔗 文献検索式

● PubMed

#01（"Status Epilepticus/pathology"［Majr］OR "Seizures, Febrile/pathology"［Majr］）AND（"Magnetic Resonance Imaging"［Mesh］OR "Electroencephalography"［Mesh］）

#02（"Status Epilepticus/cerebrospinal fluid"［Mesh］OR "Seizures, Febrile/cerebrospinal fluid"［Mesh］）AND（（"Status Epilepticus"［Mesh］OR "Seizures, Febrile"［Mesh］）AND "Spinal Puncture"［Mesh］）

#03 "Child"［Mesh］OR "Infant"［Mesh］，#04（#1 OR #2）AND #3

#05（"status epilepticus"［TI］OR "febrile seizure"［TI］）AND（"magnetic resonance imaging"［TIAB］OR MRI［TIAB］OR "cerebrospinal fluid"［TIAB］OR CSF［TIAB］OR electroencephalography［TIAB］OR Electroencephalogram*［TIAB］OR EEG［TIAB］OR "spinal puncture"［TIAB］）AND（child*［TIAB］OR infant*［TIAB］OR girl*［TIAB］OR boy［TIAB］OR pediatric*［TIAB］OR paediatric*［TIAB］）

#06 #4 OR #5，#07 #6 AND 1983：2021［DP］，#08 #7 AND（JAPANESE［LA］OR ENGLISH［LA］）

検索結果　499 件

● 医中誌

#01 てんかん重積状態 /TH or 熱性けいれん /TH

#02 MRI/TH or 脳波記録法 /TH or 髄液 /TH or 脊椎穿刺 /TH

#03 #1 and #2，#04 #3 and 小児 /TH，#05 #3 and（CK= 新生児，乳児（1 〜 23 ヶ月），幼児（2 〜 5），小児（6 〜 12），青年期（13 〜 18））

#06（熱性けいれん /TI or 熱性痙攣 /TI or けいれん重積 /TI or てんかん重積 /TI or てんかん発作重積 /TI or 痙攣重積 /TI or 癲癇重積 /TI）and（"Magnetic Resonance Imaging"/TA or MRI/TA or 脳波 /TA or EEG/TA or 脳電位 /TA or 脳電図 /TA or 髄液 /TA or 腰椎穿刺 /TA or 脊椎穿刺 /TA）and（小児 /TA or 子供 /TA or 子ども /TA or こども /TA or 患児 /TA or 乳児 /TA or 幼児 /TA）and（診断 /TA or 検査 /TA）

#07 #4 or #5 or #6，#08 #7 and（PDAT=1983：2021），#09 #8 and（PT= 原著論文，総説）

検索結果　384 件

▶ さらに検索された文献の参考文献や総説などから得られ，委員会で検討して重要と判断した文献も加えた．
▶ 文献は 2013 年 1 月に検索し，2014 年 3 月に追加検索を行った．2021 年のガイドラインの改訂において 2021 年 1 月に追加検索を行った．

🔗 文献

1）Takanashi J, Oba H, Barkovich AJ, et al. Diffusion MRI abnormalities after prolonged febrile seizures with encephalopathy. *Neurology* 2006；**66**：1304-1309；discussion 1291.

2）Yamanouchi H, Kawaguchi N, Mori M, et al. Acute infantile encephalopathy predominantly affecting the frontal lobes. *Pediatr Neurol* 2006；**34**：93-100.

3）Yokochi T, Takeuchi T, Mukai J, et al. Prediction of acute encephalopathy with biphasic seizures and late reduced diffusion in patients with febrile status epilepticus. *Brain Dev* 2016；**38**：217-224.

4）Chin RFM, Neville BGR, Scott RC. Meningitis is a common cause of convulsive status epilepticus with fever. *Arch Dis Child* 2005；**90**：66-69.

5）Hesdorffer DC, Chan S, Tian H, et al. Are MRI-detected brain abnormalities associated with febrile seizure type? *Epilepsia* 2008；**49**：765-771.

6）Provenzale JM, Barboriak DP, VanLandingham K, MacFall J, Delong D, Lewis DV. Hippocampal MRI signal hyperintensity after febrile status epilepticus is predictive of subsequent mesial temporal sclerosis. *AJR Am J Roentgenol* 2008；**190**：976-983.

7）Tanabe T, Hara K, Shimakawa S, Fukui M, Tamai H. Hippocampal damage after prolonged febrile seizure：one case in a consecutive prospective series. *Epilepsia* 2011；**52**：837-840.

8）Shinnar S, Bello JA, Chan S, et al. MRI abnormalities following febrile status epilepticus in children：the FEBSTAT study. *Neurology* 2012；**79**：871-877.

9）Yokoi S, Kidokoro H, Yamamoto H, et al. Hippocampal diffusion abnormality after febrile status epilepticus is related to subsequent epilepsy. *Epilepsia* 2019；**60**：1306-1316.

10）Nordli Jr DR, Moshé SL, Shinnar S, et al. Acute EEG findings in children with febrile status epilepticus：results of the FEBSTAT study. *Neurology* 2012；**79**：2180-2186.

11）Frank LM, Shinnar S, Hesdorffer DC, et al. Cerebrospinal fluid findings in children with fever-associated status epilepticus：results of the consequences of prolonged febrile seizures（FEBSTAT）study. *J Pediatr* 2012；**161**：1169-1171.

各論
3 脳波検査

CQ3-1 熱性けいれんの既往がある小児において脳波検査はてんかん発症や熱性けいれん再発の予測に有用か

要約

1. 脳波検査はてんかん発症，熱性けいれん再発の予測に有用であるという報告はあるが，脳波異常に対して治療を開始することのてんかん発症，熱性けいれん再発の予防における臨床的意義は確立していない

2. 単純型熱性けいれんを起こした小児に対して脳波検査をルーチンに行う必要はない

解説

脳波検査はてんかん発症の予測に有用か

　脳波検査を施行した際にてんかん放電検出ができるか否かが重視されがちであるが，実際は検出されたてんかん放電が，直接的にてんかんの発症あるいは熱性けいれんの再発を予測しうるかどうかが重要である．1968年にFrantzenらが，脳波のてんかん放電の有無がその後の熱性けいれんの再発やてんかんの発症の有無と関連しないと報告して以降[1]，脳波の有用性に関する報告は少なかったが，近年いくつかの報告がされている．

　Woらは62例の単純型熱性けいれんと61例の複雑型熱性けいれん患児のうち，脳波でてんかん放電がみられた例とみられなかった例を比較し，てんかん放電のみられた児の25%がてんかんを発症したのに対し，みられなかった児では発症は2.3%のみであり，有意差を認めたと報告している[2]．Kimらは複雑型熱性けいれんにおいて，てんかんを発症した例と発症しなかった例で因子を比較したところ，焦点性棘波がみられた35人のうち32%がのちにてんかんと診断され，脳波異常がみられなかった122人のうち7.4%がのちにてんかんと診断されたと報告している[3]．Kanemuraらは単純型99例，複雑型22例の熱性けいれん患児のうち，てんかん放電のみられた児の23%がのちにてんかんと診断され，みられなかった児ではてんかんと診断されたのが3.2%であり，そのなかでも前頭部にてんかん放電がみられた4例中3例がのちにてんかんと診断されたことを報告し，前頭部のてんかん放電とてんかん発症の関連の可能性を報告している[4]．さらにKuangらは複雑型熱性けいれん患児で前頭部にてんかん放電がみられた9例のうち8例がてんかんとのちに診断され，前頭部にてんかん放電がみられるとよりてんかんを発症しやすいことを報告している[5]．2015年にはHwangらは単純型107例，複雑型97例の熱性けいれん患児においてのちの非誘発発作を起こすリスクファクターを後方視的に検討し，てんかん放電がある症例はない症例と比較し非誘発発作を起こす調整オッズ比が5.9（$p < 0.01$）であったと報告している[6]．また，三宅らは1985年から2005年にかけて初発の熱性けいれん患児を対象に脳波検査を施行しててんかん放電がみられた群とみられなかった群とでのちのてんかん発症を検討した．その結果，単純型熱性けいれん194例のうちてんかん放電を認めた94例中7例と複雑型熱性けいれん197例のうちてんかん放電を認めた107例中

9 例がのちにてんかんと診断されたが，てんかん放電を認めなかった単純型熱性けいれんの 100 例と複雑型の 90 例では 1 例もてんかんと診断された例がなかったことを報告した[7, 8]．三宅らの報告においては，てんかん放電を認めた例でのてんかん発症は 7～8% 程度とその他の報告より低かった．また同報告ではてんかん発症例では経過中にてんかん放電の焦点が移動性であるもの，広汎性と焦点性の混在がみられるものが多く，反復脳波の有用性を報告している．これらの報告はいずれも一施設におけるデータベースを後方視的に研究したものであったが，Gradisnik らは熱性けいれん患児 179 例を前方視的に検討し，全般性脳波異常がみられた 15 人のうち 1 人（6.7%）と焦点性異常がみられた 15 人のうち 5 人（33%）がのちにてんかんを発症し，焦点性の脳波異常はてんかんの予測因子になると報告している[9]．

　一方，2015 年に Harini らは 154 例の複雑型熱性けいれん患児において，てんかん放電のあとのてんかん発症に対する陽性的中率は 15% であり，神経学的に異常のない，もしくは軽度の発達の遅れがある熱性けいれん患児においてはてんかん発症予測の有用性は乏しいと報告している[10]．また，Pavlidou らは，熱性けいれんのあとにてんかん発症関連因子を前方視的に研究し，生後 3 か月～6 歳で最初の熱性けいれんを発症したうちの 5.4% がてんかんを発症したが，初回に脳波異常をみた症例におけるてんかん発症は 3.8% であり，脳波異常の有無はてんかん発症に関連しないと報告している[11]．

　以上より，熱性けいれん患児においててんかん放電がみられた場合でも，のちにてんかんと診断される割合はおおむね数 % から 30% 程度であり，てんかん放電がみられてもてんかんを発症しない例が多くみられると想定される．

脳波検査は熱性けいれんの再発の予測に有用か

　Cappellari らは 87 例の単純型熱性けいれんと 26 例の複雑型熱性けいれん患児に対する後方視的検討を行い，pseudo-petit-mal discharge，徐波，てんかん放電がみられた場合の熱性けいれんの再発の相対リスク比がそれぞれ 2.0，1.4，2.0 であり脳波異常は熱性けいれんの再発のリスク因子と考えるべきであると報告している[12]．

　一方，Wo らは 62 例の単純型熱性けいれんと 61 例の複雑型熱性けいれん患児のうち，脳波でてんかん放電がみられた例とみられなかった例を比較し，てんかん放電のみられた児の 33% で熱性けいれんの再発がみられてんかん放電がなかった児では 26% で再発がみられ，有意差を認めなかったと報告している[2]．また三宅らの研究では脳波異常と熱性けいれんの再発の検討も行い，単純型熱性けいれん，複雑型熱性けいれんともにてんかん放電の有無で熱性けいれんの再発率に有意差がみられなかったことを報告している[7, 8]．

脳波検査と予防投薬

　Okumura らは脳波異常が見つかった熱性けいれん児に予防投薬をしても，てんかん発症は防げなかったことを報告しているが，無介入群 10 例，介入群 33 例で非誘発発作が 2 例と，症例数が少なく後方視的検討でありバイアスがかかっている可能性がある[13]．一方で Tsuboi らは，脳波上のてんかん放電の存在を含むてんかん発症関連因子のスコアにより，スコアの高い群に予防投薬をしたところ，予防投薬をした 161 例ではのちに無熱性けいれんが 5.6% でみられたのに対し，予防投薬を行わなかった 47 例中 47% でのちに無熱性けいれんがみられたと報告している[14]．また，2018 年に Hu らは頻回の熱性けいれん既往があり脳波異常がみられる患児 19 例に対し，発熱時にレベチラセタムの内服を行うことで 48 週間の観察期間内において熱性けいれんの再発がみられなかったと報告している[15]．

　以上より，脳波検査はてんかん発症，熱性けいれん再発の予測に有用であるという報告や予防投薬でのちの無熱性けいれんや熱性けいれんの再発を予防できたという報告はあるが，質の高いエビデンスは現時点では存在せず，てんかん発症，熱性けいれん再発の予防における臨床的意義は確立

していない．脳波異常があっても将来てんかんを発症しない多くの症例に対し不要な抗てんかん薬を内服させる可能性があり，有益性と害のバランスに鑑みるとルーチンに脳波検査を行うことは推奨されない．

　欧米でも20世紀から単純型熱性けいれんに対しての脳波検査は推奨されておらず，米国小児科学会（AAP）は2011年のガイドラインの改訂においても，「神経学的に正常な単純型熱性けいれんの児童には脳波検査はするべきではない」と明言している[16]．Store のレビュー にも脳波検査を行うことで異常が出た場合に，保護者に余計な心配をかけるだけであり，なんと説明するのかと安易に脳波をとることが批判されている[17]．

🔗 文献検索式

● PubMed
"Seizures, Febrile/diagnosis"［Mesh］OR "Seizures, Febrile/physiopathology"［Mesh］））AND "Electroencephalography"［Mesh］）Filters : Publication date from 1983/01/01 to 2020/12/31 ; English ; Japanese
検索結果　242 件

● 医中誌
（（（（熱性：/TH or 熱性けいれん /AL））and（SH= 診断的利用，診断））and（（脳波 /TH or 脳波 /AL）））and（PT= 会議録除く）
検索結果　113 件

▶ さらに検索された文献の参考文献や総説などから得られ，委員会で検討して重要と判断した文献も加えた．

🔗 文献

1) Frantzen E, Lennox-Buchthal M, Nygaard A. Longitudinal EEG and clinical study of children with febrile convulsions. *Electroencephalogr Clin Neurophysiol* 1968 ; **24** : 197-212.

2) Wo SB, Lee JH, Lee YJ, Sung T-J, Lee KH, Kim SK. Risk for developing epilepsy and epileptifrom discharges on EEG in patients with febrile seizures. *Brain Dev* 2013 ; **35** : 307-311.

3) Kim H, Byun SH, Kim JS, et al. Clinical and EEG risk factor for subsequent epilepsy in patients with complex febrile seizures. *Epilepsy Res* 2013 ; **105** : 158-163.

4) Kanemura H, Mizorogi S, Aoyagi K, Sugita K, Aihara M. EEG characteristics predict subsequent epilepsy in children with febrile seizure. *Brain Dev* 2012 ; **34** : 302-307.

5) Kuang YQ, Kong B, Yang T, et al. Epileptiform discharges and frontal paroxysmal EEG abnormality act as predictive marker for subsequent epilepsy in children with complex febrile seizures. *Clin EEG Neurosci* 2014 ; **45** : 299-303.

6) Hwang G, Kang HS, Park SY, Han KH, Kim SH. Predictors of unprovoked seizure after febrile seizure : short-term outcomes. *Brain Dev* 2015 ; **37** : 315-321.

7) 三宅　進，佐藤　潤，遠藤千恵．熱性けいれんの臨床的脳波学的研究—（Ⅰ）単純性熱性けいれん．小児臨 2015 ; **68** : 365-375.

8) 三宅　進，佐藤　潤，遠藤千恵．熱性けいれんの臨床的脳波学的研究—（Ⅱ）複雑性熱性けいれん．小児臨 2015 ; **68** : 377-389.

9) Gradisnik P, Zagradisnik B, Palfy M, Kokalj-Vokac N, Marcun-Varda N. Predictive value of paroxysmal EEG abnormalities for future epilepsy in focal febrile seizures. *Brain Dev* 2015 ; **37** : 868-873.

10) Harini C, Nagarajan E, Kimia AA, et al. Utility of initial EEG in first complex febrile seizure. *Epilepsy Behav* 2015 ; **52**（Pt A）: 200-204.

11) Pavlidou E, Panteliadis C. Prognostic factors for subsequnet epilepsy in children with febrile seizures. *Epilepsia* 2013 ; **54** : 2101-2107.

12) Cappellari AM, Brizio C, Mazzoni MB, et al. Predictive value of EEG for febrile seizure recurrence. *Brain Dev* 2018 ; **40** : 311-315.

13) Okumura A, Ishiguro Y, Sofue A, et al. Treatment and outcome in patients with febrile convulsion associated with epileptiform discharges on electroencephalography. *Brain Dev* 2004 ; **26** : 241-244.

14) Tsuboi T, Endo S, Iida N. Long-term follow-up of a febrile convulsion cohort. *Acta Neurol Scand* 1991 ; **84** : 369-373.

15) Hu L-Y, Shi X-Y, Li H, Zhang M-N, Ma S-F, Zou L-P, et al. Intermittent oral levetiracetam reduced recurrence of febrile seizure accompanied with epileptiform discharge : a pilot study. *Ital J Pediatr* 2018 ; **44** : 70.

16) Subcommittee on Febrile Seizures ; America academy of Pediatrics. Neurodiagnostic evaluation of the child with a simple febrile seizure. *Pediatrics* 2011 ; **127** : 389-394.

17) Store G. When does an EEG contribute to the management of febrile seizure? *Arch Dis Child* 1991 ; **66** : 554-557.

CQ3-2 熱性けいれんを起こした小児における脳波異常にはどのようなものがあるか

要約

1. 熱性けいれんをきたした小児のうち，13〜45% に脳波異常がみられる

2. 熱性けいれんに特異的な脳波異常はない

解説

　当項目では，熱性けいれん患者にみられる脳波異常を解説する．CQ 3-1 で述べているとおり，脳波検査がてんかん発症や熱性けいれん再発の予防における臨床的意義は確立されていない．熱性けいれん患者に対し，脳波異常を検出する目的のみで脳波検査を施行することを推奨するものではないことに留意されたい．

脳波異常の出現率

　熱性けいれんの既往がある患者の脳波検査で異常を認める割合は報告によって様々である．脳波異常には背景活動の異常とてんかん放電に分類されるが，分類法が文献により異なる．また，対象集団が多様である，後方視的研究であるなどのバイアスが存在する．

　Sofijanov らは 676 例の熱性けいれんを起こした小児のうち 22% にてんかん放電があり，脳波異常は焦点症状を示す発作，15 分以上持続する発作，熱性けいれんの発作回数，運動障害の有無，および脳波時検査年齢が高い患者でてんかん放電がみられる頻度が高いと報告した[1]．その他，100例以上の検討の報告 12 報[2-13]では 13.5%[5]から 44.7%[6]と，てんかん放電出現率は報告により差がみられた．

　脳波の反復検査により異常出現率を検討した報告がある．Karimzadeh らは，複雑型熱性けいれん 23 例を含む 36 例の検討を行った．発症 48 時間以内の急性期脳波で 80.6% にてんかん放電があり，全般性突発波 61.2%，局在性突発波 19.4% だった．ただし，「全般性突発波」には広汎性徐波が含まれており，てんかん放電を過大評価している可能性がある．2 週間後の脳波検査では 69.4% にてんかん放電がみられ，急性期脳波検査の異常出現率と統計学的有意差を認めなかった[14]．Joshi らは，複雑型熱性けいれん 175 例において発症 7 日以内の脳波検査でのてんかん放電検出率がそれ以後の検査に比べ 3.5 倍だったと報告している[15]．Bhargat らは，65 例の最長 3.5 年の観察期間で検討を行った．急性期脳波検査の 21.7% にてんかん放電を認めた．急性期に正常だった 34 例は遠隔期に 9 例（26.5%）が異常をきたしたのに対し，急性期に異常だった 31 例のうち 11 例（35.6%）が正常化した．4 例は急性期，遠隔期共に脳波異常が存在したと報告している[4]．全体として，熱性けいれん発症直後（2 週間以内）の検査が遠隔期（数年）に比べ異常の出現率が高い傾向にある．CQ 3-1 で述べているように，これらの異常が熱性けいれん再発の予測因子といえるだけのエビデンスはない．

熱性けいれんを発症した患児の発作間欠期脳波異常の分類を試みた報告は 1960 〜 1970 年代に多くがみられる．Tsuboi らは，特異的突発波，すなわち全般性棘徐波複合，局在性棘徐波複合や非特異的異常波，および境界判定の分類を行った．特異的突発波を有する脳波異常などのてんかん発症関連因子のスコアにより，スコアの高い群に予防投薬をしたところ，てんかん発症を防げたと報告している[3]．熱性けいれんに特異的な脳波異常を定義する試みが 1960 年代からなされており，"pseudo petit mal discharge"（PPMD）はそのなかでも有名なものである[16]（図 1）．同義語として rudimentary spikes and wave complex がある[17]．PPMD は浅睡眠相に出現する，全般性または広汎性の高振幅徐波群発に小棘波を伴うものである．山磨らは熱性けいれん後初回脳波検査の 13.3% に，全経過中の 13.7% に PPMD がみられたと報告している[18]．大塚らは，PPMD は狭義のてんかん放電と区別すべきだとしている[19]．Alvarez らは PPMD 類似の脳波異常として "hypnagogic paroxysmal spike and wave activity" が熱性けいれん患者の 23% にみられたと報告した[20]．Cappellari らは PPMD が熱性けいれん再発のリスクであると報告している[21]．

その他，全般性突発波と局在性突発波に分類し解析した報告が散見される．Gradisnik らは，179 例の検討において，8.5% に全般性突発波が，8.5% に局在性突発波がみられたと報告している．複雑型熱性けいれん例では局在性突発波の出現率が高かった[9]．

脳波異常の分類法は文献により様々であり，熱性けいれんに特異的な脳波異常はみられなかった．

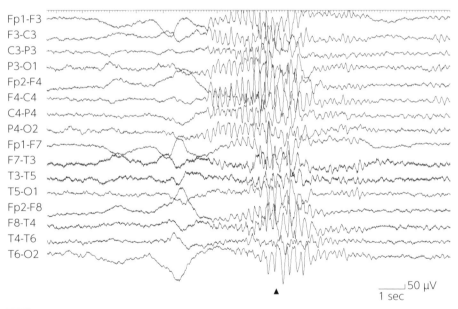

図1 2歳の熱性けいれん患者の発作間欠期脳波検査で認められた Pseudo petit mal discharge（PPMD）の例
（岡山大学病院小児神経科提供）

🔗 文献検索式

● PubMed

〝Seizures, Febrile/diagnosis〟〔Mesh〕 OR 〝Seizures, Febrile/physiopathology〟〔Mesh〕）） AND 〝Electroencephalography〟〔Mesh〕） Filters：Publication date from 1983/01/01 to 2020/12/31 ; English ; Japanese

検索結果　242 件

● 医中誌

（（（（（熱性：/TH or 熱性けいれん /AL））and（SH= 診断的利用，診断））and（（脳波 /TH or 脳波 /AL））and（PT= 会議録除く）

検索結果　113 件

▶ さらに検索された文献の参考文献や総説などから得られ，委員会で検討して重要と判断した文献も加えた．

🔗 文献

1）Sofijanov N, Emoto S, Kuturec M, et al. Febrile seizures : clinical characteristics and initial EEG. *Epilepsia* 1992 ; **33** : 52-57.

2）Frantzen E, Lennox-Buchthal M, Nygaard A. Longitudinal EEG and clinical study of children with febrile convulsions. *Electroencephalogr Clin Neurophysiol* 1968 ; **24** : 197-212.

3）Tsuboi T, Endo S. Febrile convulsions followed by nonfebrile convulsions. A clinical, electroencephalographic and follow-up study. *Neuropadiatrie* 1977 ; **8** : 209-223.

4）Bhagat MP, Katie NM, Desai AD. Febrile convulsions : a clinical and encephalographic study. *Proc Aust Assoc Neurol* 1968 ; **5** : 577-581.

5）Kuang Y-Q, Kong B, Yang T, et al. Epileptiform Discharges and Frontal Paroxysmal EEG Abnormality Act as Predictive Marker for Subsequent Epilepsy in Children With Complex Febrile Seizures. *Clin EEG Neurosci* 2014 ; **45** : 299-303.

6）Yücel O, Aka S, Yazicioglu L, Ceran O. Role of early EEG and neuroimaging in determination of prognosis in children with complex febrile seizure. *Pediatr Int* 2004 ; **46** : 463-467.

7）Kanemura H, Mizorogi S, Aoyagi K, Sugita K, Aihara M. EEG characteristics predict subsequent epilepsy in children with febrile seizure. *Brain Dev* 2012 ; **34** : 302-307.

8）Wo SB, Lee JH, Lee YJ, Sung T-J, Lee KH, Kim SK. Risk for developing epilepsy and epileptiform discharges on EEG in patients with febrile seizures. *Brain Dev* 2013 ; **35** : 307-311.

9）Gradisnik P, Zagradisnik B, Palfy M, Kokalj-Vokac N, Marcun-Varda N. Predictive value of paroxysmal EEG abnormalities for future epilepsy in focal febrile seizures. *Brain Dev* 2015 ; **37** : 868-873.

10）Kavčič A, Rener-Primec Z. Predictive value of epileptiform discharges for subsequent epilepsy after febrile seizures. *J Child Neurol* 2018 ; **33** : 772-775.

11）Olson H, Rudloe T, Loddenkemper T, Harper MB, Kimia AA. Should patients with complex febrile seizure be admitted for further management? *Am J Emerg Med* 2018 ; **36** : 1386-1390.

12）Harini C, Nagarajan E, Kimia AA, et al. Utility of initial EEG in first complex febrile seizure. *Epilepsy Behav* 2015 ; **52**（Pt A）: 200-204.

13）Hwang G, Kang HS, Park SY, Han KH, Kim SH. Predictors of unprovoked seizure after febrile seizure : short-term outcomes. *Brain Dev* 2015 ; **37** : 315-321.

14）Karimzadeh P, Rezayi A, Togha M, et al. The best time for EEG recording in febrile seizure. *Iran J Child Neurol* 2014 ; **8** : 20-25.

15）Joshi C, Wawrykow T, Patrick J, Prasad A. Do clinical variables predict an abnormal EEG in patients with complex febrile seizures? *Seizure* 2005 ; **14** : 429-434.

16）Niedermeyer E, Lopes da Silva F, eds. *Electroencephalography*. 2nd ed. Baltimore : Urban and Schwarzenberg, 1987.

17）Pelliecia A, Giannotti F, Trasatti G. Rudimentary spike-wave complexes in children during drowsiness. *Neurophysiol Clin* 1990 ; **20** : 247-252.

18）山磨康子，大田原俊輔．熱性痙攣の脳波．臨脳波 1983 ; **25** : 401-408.

19）大塚頌子，大田原俊輔．熱性けいれん．小児臨 1986 ; **39**（Suppl 1）: 2939-2947.

20）Alvarez N, Lombroso CT, Medina C, Cantlon B. Paroxysmal spike and wave activity in drowsiness in young children : its relationship to febrile convulsions. *Electroencephalogr Clin Neurophysiol* 1983 ; **56** : 406-413.

21）Cappellari AM, Brizio C, Mazzoni MB, et al. Predictive value of EEG for febrile seizure recurrence. *Brain Dev* 2018 ; **40** : 311-315.

CQ3-3 熱性けいれんを起こした小児において，脳波異常がみられやすい患児の臨床的特徴はあるか

要約

1. 複雑型熱性けいれんではてんかん放電がみられやすい

2. 将来のてんかん発症予測を目的とする場合，脳波検査は発作後 7 日以降にとると特異性が上がる

解説

脳波異常がみられやすい患者の臨床的特徴

2005 年に Joshi らは，脳波異常が見つかる危険因子としては年齢が 3 歳以上，発作から 7 日以内，神経学的異常所見の存在，さらに熱性けいれんの家族歴なしなどがあげられたと報告した[1]．Sofijanov らは熱性けいれん患者のけいれん後 7〜20 日の脳波を評価し，22% にてんかん性脳波異常があり，脳波異常は焦点症状を示す発作，15 分以上持続する発作，これまでの熱性けいれんの回数，運動障害の有無，および脳波検査時の年齢が高いことと関連したことを報告した[2]．また 2013 年に Jeong らは，単一施設での後方視的検討で，熱性けいれん後平均 3.0 ± 1.8 日の脳波において複雑型では 43%，単純型では 28% で脳波異常がみられたものの統計学的な有意差はなかったことを報告した．同報告では 24 時間以内に複数の発作がみられた児では脳波異常がよりみられやすいことも報告している[3]．

しかし，これらの報告では検出されたてんかん放電がその後のてんかん発症の予測をするかには言及していない．

いつ脳波検査をするか

前述の Joshi らの報告では，複雑型熱性けいれんで脳波検査を発作から 7 日以内に施行した 66 例のうち 27% でてんかん放電がみられ，32% で徐波がみられたことと，7 日以降に脳波検査を施行した 109 例のうち 18% でてんかん放電がみられ，9.2% で徐波がみられたことを報告しているが，のちのてんかん発症への言及はしていない[1]．

Yücel らは単一施設で 7 年間にわたって来院した複雑型熱性けいれん（2 か月〜5 歳）の全員の脳波検査を行い，脳波異常がみられた症例は 72% の高率でてんかんを発症したことを報告した．このうち 2〜6 日目の脳波で異常のあった人のてんかん発症は 38%，7〜10 日では 67%，11 日以降に脳波異常を示した人は全員がてんかんを発症した．つまり 7 日以内の脳波には予後予測能力はなく，脳波は 7 日以降，さらには将来のてんかん発症予測を目的とする場合には 10 日以降にとるべきであり，てんかん放電の検出を目的とした脳波検査は，発作後 7 日以上たってから行うべきとしている[4]．Maytal らも神経学的に異常のない複雑型熱性けいれんの児が発作直後の 1 週間以内に脳

波異常を示す率を後方視的に研究し，1週間以内には1人も異常を示さず，単純型熱性けいれんが異常を示さなかったのと変わらなかったとしている[5].

　以上より，将来のてんかん発症の予測を目的とする場合には，熱性けいれんの発作後少なくとも1週間以内に脳波検査を行うことは推奨されず，7日以降に脳波検査を施行することが推奨される．

文献検索式

● PubMed
　"Seizures, Febrile/diagnosis"［Mesh］OR "Seizures, Febrile/physiopathology"［Mesh］））AND "Electroencephalography"［Mesh］）Filters：Publication date from 1983/01/01 to 2020/12/31；English；Japanese
　検索結果　242件
● 医中誌
　（（（（熱性：/TH or 熱性けいれん /AL））and（SH= 診断的利用，診断））and（（脳波 /TH or 脳波 /AL）））and（PT= 会議録除く）
　検索結果　113件

▶さらに検索された文献の参考文献や総説などから得られ，委員会で検討して重要と判断した文献も加えた．

文献

1) Joshi C, Wawrykow T, Patrick J, Prasad A. Do clinical variables predict an abnormal EEG in patients with complex febrile seizures? *Seizure* 2005；**14**：429-434.

2) Sofijanov N, Emoto S, Kuturec M, et al. Febrile seizures：clinical characteristics and initial EEG. *Epilepsia* 1992；**33**：52-57.

3) Jeong KA, Han MH, Lee EH, Chung S. Early postictal electroencephalography and correlation with clinical findings in children with febrile seizures. *Korean J Pediatr* 2013；**56**：534-539.

4) Yücel O, Aka S, Yazicioglu L, Ceran O. Role of early EEG and neuroimaging in determination of prognosis in children with complex febrile seizure. *Pediatr Int* 2004；**46**：463-467.

5) Maytal J, Steele R, Eviatar L, Novak G. The value of early postictal EEG in children with complex febrile seizures. *Epilepsia* 2000；**41**：219-221.

各論
4 治療（1）
発熱時の
ジアゼパム坐剤

CQ4-1 熱性けいれんの既往がある小児において発熱時のジアゼパム投与は必要か. 適応基準は何か

要約

1. 熱性けいれんの再発予防の有効性は高い. しかし, 熱性けいれんの良性疾患という観点と高い有害事象の出現から, ルーティンに使用する必要はない

2. 以下の適応基準 1）または 2）を満たす場合に使用する

適応基準

1）遷延性発作（持続時間 15 分以上）

または

2）次の i～vi のうち 2 つ以上を満たした熱性けいれんが 2 回以上起こった場合

　i. 焦点発作（部分発作）または 24 時間以内に反復する発作の存在

　ii. 熱性けいれん出現前より存在する神経学的異常, 発達遅滞

　iii. 熱性けいれんまたはてんかんの家族歴

　iv. 初回発作が生後 12 か月未満

　v. 発熱後 1 時間未満での発作の存在

　vi. 38℃未満の発熱に伴う発作の存在

解説

発熱時のジアゼパム投与の必要性

　発熱時のジアゼパム投与の必要性に関しては, その有効性と副反応の出現頻度およびその程度を鑑みて検討する必要がある. また, 予防で使用するジアゼパム挿肛にあたっての剤形はわが国（坐剤）と海外とで異なる点を鑑みる必要があるが, 本項ではジアゼパム坐剤として議論を進め, 参照した論文の剤形が異なる（挿肛用水溶液, 挿肛用ジェル, 内服薬）場合もあることをあらかじめお断りしておく.

　まず有効性についてであるが, Knudsen らの検討では, 38.5℃以上の際にジアゼパム注腸の使用により, 再発率は 6 か月時点で 11％, 12 か月時点で 15～16％ であるとされ, この結果はフェノバルビタールの予防内服とほぼ同等（各々9.0％, 15～16％）の有効性であった. この結果からジアゼパム注腸の使用はフェノバルビタールの予防内服と同等の再発率の低さであると結論づけられている[1]. またほかの検討では, 体温が 38.5℃以下になるまで, 12 時間ごとにジアゼパム注腸 5 mg を投与することで, 18 か月時点での再発率が 12％ と無治療群の 39％ と比較して有意に再発率を減少

させると報告している[2]. さらに, 投与方法は異なるものの, 8 時間ごとにジアゼパム 0.33 mg/kg を経口投与させることで, 再発率を 44% 減少させるとも報告されている(相対リスク比 0.56, 95%CI 0.38 to 0.81)[3]. 近年の報告においても, 発熱時ジアゼパムの経口投与と他の抗てんかん薬の継続投与による比較検討が行われている. Salehiomran らはフェノバルビタールの継続投与との比較を行い, 再発率は両群で有意差がなかったとしており[4], Fayyazi らはトピラマートの継続投与との比較で 1 年間の発作再発を両群で認めなかったとしている[5]. これらの結果からもジアゼパムの発熱時経口投与は発作再発において有効性が指摘されている.

　一方, 安全性については, 8 時間ごとのジアゼパム 0.33 mg/kg 経口投与による中等度副反応出現率が 40% であったのに対し, ジアゼパム経口投与による呼吸抑制の出現率は低かった(0.7% 未満)と報告されている[3]. 一方で, ジアゼパムの間欠投与により, 25〜30% で失調, 不活発, 易刺激性などを, 5.0% で言語障害, 抑うつ, 睡眠障害を認めたと報告し, 135 人中 3 人(2.2%)が投与を中止せざるをえなくなったとも報告している[3]. 近年の報告では, 発熱時ジアゼパム 0.33 mg/kg の経口投与を 2 日間行った際にも, 有害事象を認めなかった[4]とする一方で, 発熱時ジアゼパム 1 mg/kg の経口投与を 3 日間行った際の有害事象として眠気・ふらつきを 29.4% で認めたとしている[5]. これらから, ジアゼパムにおいても投与量に関連して有害事象の出現が推察される.

　以上より, 発熱時経口もしくは直腸内ジアゼパムは熱性けいれん再発に有効とされるが, 発熱に気づかれる前にけいれんを認める症例の存在やジアゼパムの副作用, 髄膜炎の見逃しにつながるリスクから, また熱性けいれんの良性疾患という観点とジアゼパムの高い有害事象の出現から, 再発予測因子を有する全症例に対してルーティンに使用する必要はなく, 再発リスクのみならず重積などの症状も含めて, より限定的な適応のもとで使用するのがよいであろう. しかし, この適応は熱性けいれんの再発予防を目的としており, てんかんの発症予防や発達予後の改善ではない点に留意する必要がある.

発熱時のジアゼパム投与の適応基準

　単純型熱性けいれんへの治療適応には, 単純型熱性けいれんの再発によるてんかん発症, 中枢神経系への傷害として認知面への影響があるかが重要である.

　はじめに, てんかん発症のリスクであるが, Nelson らは神経学的に異常がなく, てんかんの家族歴を有さない単純型熱性けいれん児のてんかん発症は 7 年間でわずか 0.9% と報告している[6]. また 25 年間と観察期間を長くした検討では, てんかん家族歴を有する複数の単純型熱性けいれん児でのてんかん発症は 2.4% であり, 一般人口の 2 倍でしかなかったとも報告されている[7].

　次に単純型熱性けいれんを繰り返した際の認知機能へ与える影響は, 米国と英国での 2 つの大規模研究が報告されており, いずれも単純型熱性けいれんの再発と認知・学習能力とで有意な関連は認められなかったとしている. 431 人を対象に米国で検討を行った Ellenberg らによれば, 知的能力に差はなかったとしている[8]. また英国での Verity らも 303 人を対象に検討を行い, 熱性けいれん前に神経学的異常を有さない児では健常児と比較して学習能力に相違なしと結論づけている[9].

　最後に, 単純型熱性けいれんで誤嚥などによる死亡危険率であるが, 死亡率に関する研究自体がないものの, これまでに死亡例の報告はなく, 生命的リスクは極めて低いことが推察される.

　これらの結果より, 無治療群における熱性けいれんの再発率は 39%(比較的最近の報告でも 24.2〜40.4% と従来の報告と同様)と半分にも満たないことより, 多くの患者では予防投薬をしなくても再発はない. さらに単純型熱性けいれんは熱性けいれんの再発を除けば, 熱性けいれんそのものの有害事象はなく, てんかん発症率も極めて少なく, 単純型熱性けいれんを繰り返しても, 学習上問題をきたす根拠もなく, 中枢神経系に障害をきたす根拠もない. 上記の点を鑑みて, ジアゼパムの間欠投与は熱性けいれんの再発率を確かに減少させるが, 副反応出現によるデメリットと比較して, 単純型熱性けいれんが再発するデメリットは小さい.

　よって, 発熱時のジアゼパム投与の適応として複雑型熱性けいれんをはじめとする一定の適応の

もとで行われることが推奨される．まず複雑型熱性けいれん，特に遷延性発作は脳障害の発生や生命危機の点を鑑みた対応が必要になる．けいれん重積状態の定義はまだ議論の余地があるものの，30分以上を重積としたDeLorenzoらの検討で，重積群では30分未満の非重積群と比較して有意に死亡率が高い（重積群の19％に対し，非重積群では3％）と報告されている[10]．これらの検討からも，複雑型熱性けいれんのなかでも遷延性発作が認められた際は以後予防を図ることが必要になってくると考えられる．熱性けいれんが遷延した場合でも熱性けいれん自体の再発リスクが高まるわけではなく，再発した場合でも，再度長い発作であるとは限らない．しかし，FEBSTATとよばれる熱性けいれん重積状態を起こした小児を前方視的に追跡した報告では，熱性けいれん重積状態既往児がその後に再度熱性けいれん重積状態を起こすのは9.9％と単純型熱性けいれん既往児が熱性けいれん重積状態を起こす頻度2.3％より有意に高かったとされている[11]．このように熱性けいれん重積状態の再発率は必ずしも低くはなく，脳障害や生命危機に至る危険性を未然に防ぐことを重視し，この項目は別に掲げる必要があると考えられる．そのほかの適応基準については，Bergらの報告[12,13]をはじめとしてPavlidouら[14]やEl-Radhiら[15]の研究から，家族歴や年齢，発熱経過時間に関する危険因子をもとに，Sugaiは警告因子をてんかん発症関連因子と熱性けいれん再発予測因子の2つに分け，各々の因子を提唱している[16]．また，Gravesらも同様に因子を2つに分け，それらをもとにジアゼパム投与の適応基準を提唱している[17]．発熱からけいれん発症までの時間が短い場合や低熱性の場合は，ジアゼパム坐剤の使用機会を逸してしまうことが日常診療で経験されるものの，まずはジアゼパム坐剤での予防を試みて，予防が困難な場合には抗てんかん薬の内服などを検討するのがよいと考えられる．しかし，これらの因子に関するエビデンスは現時点でなく，今後の臨床研究が必要であり，得られた結果を踏まえ各適応基準について改訂をしていくのがよいと考えられる．なお，発作時の体温に関して，低熱性（38℃未満）は熱性けいれんの定義に厳密には該当しないものの，発熱に関連した発作であることからほかの研究では熱性けいれんに含めて検討を行っており，熱性けいれん再発予測因子としてあげられている[18]．

以上より，下記適応基準を推奨する．

1）遷延性発作（持続時間15分以上）

または

2）次のi〜ivのうち，2つ以上を満たした熱性けいれんが2回以上起こった場合

  i．焦点発作または24時間以内に反復する発作の存在

  ii．熱性けいれん出現前より存在する神経学的異常，発達遅滞

  iii．熱性けいれんまたはてんかんの家族歴

  vi．初回発作が生後12か月未満

  v．発熱後1時間未満での発作の存在

  iv．38℃未満の発熱に伴う発作の存在

なお，上記適応基準は通常発熱時（感染時）を想定したものであり，それ以外の発熱時（予防接種後）についてはCQ 8-2を参照されたい．また，2）において2回以上の発作がそれぞれ異なる2つの条件を満たした場合の対応について検討・言及されたものはなく，複数の条件（個々の条件によらず）を満たした熱性けいれんが2回以上起こった場合を適応基準として推奨する．さらに，1），2）の適応基準に関する重みづけは現時点で言及できないため，本ガイドラインでは1），2）を同列に扱ったうえでの推奨とする．今後，新たな知見が積み重なり，より明確な適応基準につなげられるようになることが望まれる．

しかしながら，医療機関の体制は地域で異なり，また家族の不安・心配の程度も各々異なるため，これらを鑑みた対応を考慮する必要がある．家族への対応も含めた治療という観点からは，家族の不安を和らげ，本疾患に関する正確な知識をもたせることが最も重要であると思われる[19]．

📎 文献検索式

● PubMed

febrile seizure/drug therapy［Majr］AND diazepam/therapeutic use［MH］AND antiepileptics/therapeutic use［MH］AND（English［LA］OR Japanese［LA］）AND（"1983/01/01"［DP］: "2020/12/31"［DP］）

Filters : Publication date from 1983/01/01 to 2020/12/31 ; English ; Japanese ; Child

検索結果　75 件

● 医中誌

（熱性けいれん/TH or 熱性けいれん/AL）and 治療/AL and ジアゼパム/AL and 抗てんかん薬/AL and（PT-症例報告除く）and（PT-会議録除く）and（PT-原著論文，総説）and（PDAT//:2020/12/31）

Filters : Publication date from 1983/01/01 to 2020/12/31 ; English ; Japanese ; Child

検索結果　123 件

▶ さらに検索された文献の参考文献や総説などから得られ，委員会で検討して重要と判断した文献も加えた．
▶ 文献は，2021 年のガイドラインの改訂において 2021 年 1 月に追加検索を行った．

📎 文献

1）Knudsen FU, Vestermark S. Prophylactic diazepam or phenobarbitone in febrile convulsions : A prospective, controlled study. *Arch Dis Child* 1978 ; **53** : 660-663.

2）Knudsen FU. Effective short-term diazepam prophylaxis in febrile convulsions. *J Pediatr* 1985 ; **106** : 487-490.

3）Rosman NP, Colton T, Labazzo J, et al. A controlled trial of diazepam administered during febrile illnesses to prevent recurrence of febrile seizures. *N Engl J Med* 1993 ; **329** : 79-84.

4）Salehiomran M, Hoseini SM, Juibary AG. Intermittent diazepam versus continuous phenobarbital to prevent recurrence of febrile seizures : a randomized controlled trial. *Iran J Child Neurol* 2016 ; **10** : 21-24.

5）Fayyazi A, Khajeh A, Baghbani A. Comparison of effectiveness of Topiramate and Diazepam in preventing risk of recurrent febrile seizure in children under age of 2 years. *Iran J Child Neurol* 2018 ; **12** : 69-77.

6）Nelson KB, Ellenberg JH. Prognosis in children with febrile seizures. *Pediatrics* 1978 ; **61** : 720-727.

7）Annegers JF, Hauser WA, Shirts SB, Kurland LT. Factors prognostic of unprovoked seizures after febrile convulsions. *N Engl J Med* 1987 ; **316** : 493-498.

8）Ellenberg JH, Nelson KB. Febrile seizures and later intellectual performance. *Arch Neurol* 1978 ; **35** : 17-21.

9）Verity CM, Butler NR, Golding J. Febrile convulsions in a national cohort followed up from birth. II—Medical history and intellectual ability at 5 years of age. *Br Med J（Clin Res Ed）* 1985 ; **290** : 1311-1315.

10）DeLorenzo RJ, Garnett LK, Towne AR, et al. Comparison of status epilepticus with prolonged seizure episodes lasting from 10 to 29 minutes. *Epilepsia* 1999 ; **40** : 164-169.

11）Hesdorffer DC, Shinnar S, Lax DN, et al. Risk factors for subsequent febrile seizures in the FEBSTAT study. *Epilepsia* 2016 ; **57** : 1042-1047.

12）Berg AT, Shinnar S, Darefsky AS, et al. Predictors of recurrent febrile seizures. A prospective cohort study. *Arch Pediatr Adolesc Med* 1997 ; **151** : 371-378.

13）Berg AT, Shinnar S, Hauser WA, et al. A prospective study of recurrent febrile seizures. *N Engl J Med* 1992 ; **327** : 1122-1127.

14）Pavlidou E, Tzitiridou M, Kontopoulos E, Panteliadis CP. Which factors determine febrile seizure recurrence? A prospective study. *Brain Dev* 2008 ; **30** : 7-13.

15）El-Radhi AS. Lower degree of fever at the initial febrile convulsion is associated with increased risk of subsequent convulsions. *Eur J Paediatr Neurol* 1998 ; **2** : 91-96.

16）Sugai K. Current management of febrile seizures in Japan : An overview. *Brain Dev* 2010 ; **32** : 64-70.

17）Graves RC, Oehler K, Tingle LE. Febrile seizures : risks, evaluation, and prognosis. *Am Fam Physician* 2012 ; **85** : 149-153.

18）Shinnar S, Glauser TA. Febrile seizures. *J Child Neurol* 2002 ; **17**（Suppl 1）: S44-52.

19）Mastrangelo M, Midulla F, Moretti C. Actual insights into the clinical management of febrile seizures. *Eur J Pediatr* 2014 ; **173** : 977-982.

発熱時のジアゼパムの投与量，投与方法，投与対象期間および使用上の注意事項は何か

要約

1. 37.5℃を目安として，1回0.4～0.5 mg/kg（最大 10 mg）を挿肛し，発熱が持続していれば8時間後に同量を追加する

2. 鎮静・ふらつきなどの副反応の出現に留意し，これらの既往がある場合は少量投与にするなどの配慮を行いつつ注意深い観察が必要である．使用による鎮静のため，髄膜炎，脳炎・脳症の鑑別が困難になる場合があることにも留意する

3. 最終発作から1～2年，もしくは4～5歳までの投与がよいと考えられるが明確なエビデンスはない

解説

ジアゼパムの投与量および投与方法

　予防で使用するジアゼパム挿肛にあたっての剤形はわが国（坐剤）と海外とで異なる点を鑑みる必要があるが，本項ではジアゼパム坐剤として議論を進め，参照した論文の剤形が異なる（挿肛用水溶液，挿肛用ジェル，内服薬）場合もあることをあらかじめお断りしておく．なお，ジアゼパムの投与方法に関して，経口および直腸内投与のいずれにおいても有効性が報告されている．

　投与量や投与方法に関する検討は少なく，多くの報告が Rosman らの検討をもとにしている．Rosman らは 0.33 mg/kg のジアゼパムを8時間ごとに48時間まで経口投与するプロトコルにより熱性けいれんの再発を44%減少させたと報告している[1]．しかし，Autret らは再発群がジアゼパム投与群で16%であったのに対し，プラセボ群では19.5%であり差はなかったと報告した[2]．この相違の理由として Autret らのジアゼパム投与量が 0.2 mg/kg と低用量であったことが指摘されている．そのため，再発予防としてジアゼパムを十分量投与することが有効であるとの報告がなされた[2]．その他の投与量に関しては Knudsen らの報告[3]をはじめ，多くが 0.5 mg/kg での検討を行っている．一方，剤形の違いよりジアゼパム坐剤の投与量や投与間隔などの投与方法を示す際の基礎データとして海外のデータではなく，日本のデータを用いる必要がある．Minagawa らは 0.5 mg/kg での検討を行い，1回量 0.5 mg/kg のジアゼパム坐剤を投与すれば15分で治療域濃度に達して維持され，8時間後に同量を投与すると初回投与後24時間はこの濃度を維持できると報告している[4]．また，Fukuyama らが先に示した「熱性けいれんの指導ガイドライン」に基づく治療指針においても，ジアゼパムの坐剤または経口薬の容量設定として 0.4～0.5 mg/kg が推奨されている[5]．以上より，再発予防としての投与量は十分量にすべきであると考えられ，さらにジアゼパム坐剤の添付文書でも投与量を「通常 0.4～0.5 mg/kg」としていることより[a]，従来の最低用量に合わせ 0.4～0.5 mg/kg

と設定した．また，三浦らの検討から8時間後に追加投与を行えば，ジアゼパム濃度は初回投与から36〜48時間治療域内に保たれることが判明しており[6]，24時間後の追加投与は必要と認めた場合(発熱48時間以降にけいれんを認めた既往があるなど)に使用することが推奨される．しかし，投与量を十分量とすることで，鎮静・ふらつきなどの副反応の出現率は高まることも予想され，鎮静・ふらつきなどの副反応の出現に留意し，これらの既往がある場合は少量投与(0.3 mg/kgでも可)にするなどの配慮を行いつつ注意深い観察と髄膜炎や脳炎・脳症の観察が困難になる可能性に留意することが必要と考えられる．しかしながら，熱性けいれんは発熱後24時間以内に生じることが(発熱前も含め)78%と多いため[7, 8]，発熱後24時間を予防することが重要である．わが国で行われているジアゼパム坐剤0.5 mg/kgを8時間ごと2回投与するだけで薬理学的には24時間の予防効果が得られると考えられる．また，欧米で行われている発熱期間中の8時間ごとあるいは12時間ごとの反復投与では，ジアゼパムの蓄積に加えて活性型主要代謝物のN-desmethyl-diazepamが蓄積するため，これらによる鎮静・ふらつきなどの副反応が強くなる可能性が推察される．わが国での8時間ごと2回の投与は前述の欧米の投与法に比べて，ジアゼパムとN-desmethyl-diazepamの蓄積が少なく，鎮静・ふらつきなどの副反応が軽減され，髄膜炎や脳炎・脳症の観察においてもメリットになるとの意見もある[4, 6]．

ジアゼパムの投与時期の体温

　ジアゼパム坐剤投与時期の体温の目安について，体温別の検討を行っている報告はない．ジアゼパム坐剤投与にあたり，「発熱時」とするのが一般的であるが，体温何℃以上をもって「発熱時」と判断するかは，患児ごとに異なることが想定され，「発熱」とみなす体温の目安については個々の患児の平熱を鑑みた設定が求められる．しかし，熱性けいれんは発熱早期に起こりやすいこと，ジアゼパム坐剤を直腸内に投与すると有効血中濃度に到達するのに15〜30分かかることから，予防という観点からは発熱早期の使用が求められる．前述したとおり，目安となる具体的な体温を規定することは困難であるが，「感染症の予防及び感染症の患者に対する医療に関する法律」で，医師及び指定届出機関の管理者が都道府県知事に届け出る基準：第1 全般的事項の2. 発熱と高熱の項目で37.5℃以上を「発熱」と定められていること，加えてジアゼパム坐剤の添付文書でも「37.5℃以上を目安に」と明記されていることから，本項も同様に「37.5℃以上」に設定した．しかし，この体温は「目安」であることに留意することが必要である．

ジアゼパムの投与期間

　発熱時のジアゼパム投与の継続期間について，まとまった報告はない．しかし，熱性けいれんが再発する時期は初回発作から1年以内が70%(もしくは75%)，2年以内が90%と報告されている[6, 9]．また，熱性けいれんの定義として年齢上限が満5歳である点も参考になる．FukuyamaらやSugaiは2年間または4〜5歳までの使用を推奨している[5, 10]．また，高橋らもジアゼパム以外の抗てんかん薬予防内服に関してではあるが，期間は1〜2年が適当と報告している[11]．以上から，本ガイドラインにおけるジアゼパムの予防投与を行う期間の推奨は，最終発作から1〜2年，もしくは年齢として4〜5歳までの投与がよいと考えられるが，明確なエビデンスはない．

🔗 文献検索式

● PubMed
febrile seizure/drug therapy［Majr］AND diazepam/therapeutic use［MH］AND antiepileptics/therapeutic use［MH］AND(English［LA］OR Japanese［LA］)AND(″1983/01/01″［DP］:″2020/12/31″［DP］)
Filters : Publication date from 1983/01/01 to 2020/12/31 ; English ; Japanese ; Child
検索結果　75件
● 医中誌
(熱性けいれん/TH or 熱性けいれん/AL)and 治療/AL and ジアゼパム/AL and 抗てんかん薬/AL and(PT-症例報告除く)and(PT-

会議録除く）and（PT- 原著論文，総説）and （PDAT// : 2020/12/31）

Filters : Publication date from 1983/01/01 to 2020/12/31 ; English ; Japanese ; Child

検索結果　123 件

▶ さらに検索された文献の参考文献や総説などから得られ，委員会で検討して重要と判断した文献も加えた.
▶ 文献は，2021 年のガイドラインの改訂において 2021 年 1 月に追加検索を行った.

🔗 文献

1）Rosman NP, Colton T, Labazzo J, et al. A controlled trial of diazepam administered during febrile illnesses to prevent recurrence of febrile seizures. *N Engl J Med* 1993 ; **329** : 79-84.

2）Autret E, Billard C, Bertrand P, Motte J, Pouplard F, Jonville AP. Double-blind, randomized trial of diazepam versus placebo for prevention of recurrence of febrile seizures. *J Pediatr* 1990 ; **117** : 490-494.

3）Knudsen FU. Rectal administration of diazepam in solution in the acute treatment of convulsions in infants and children. *Arch Dis Child* 1979 ; **54** : 855-857.

4）Minagawa K, Miura H, Mizuno S, Shirai H. Pharmacokinetics of rectal diazepam in the prevention of recurrent febrile convulsions. *Brain Dev* 1986 ; **8** : 53-59.

5）Fukuyama Y, Seki T, Ohtsuka C, Miura H, Hara M. Practical guidelines for physicians in the management of febrile seizures. *Brain Dev* 1996 ; **18** : 479-484.

6）三浦寿男. 熱性けいれんの治療・管理. 小児臨 2002 ; **55** : 53-58.

7）Berg AT, Shinnar S, Hauser WA, et al. A prospective study of recurrent febrile seizures. *N Engl J Med* 1992 ; **327** : 1122-1127.

8）Berg AT, Shinnar S, Darefsky AS, et al. Predictors of recurrent febrile seizures. A prospective cohort study. *Arch Pediatr Adolesc Med* 1997 ; **151** : 371-378.

9）Camfield CS, Camfield PR, Neville BG. Febrile seizures. In : Engel Jr J, Pedley TA, eds. *Epilepsy : A comprehensive textbook*. 2nd ed. Philadelphia : Lippincott Williams & Wilkins, 2008 : 659-664.

10）Sugai K. Current management of febrile seizures in Japan : An overview. *Brain Dev* 2010 ; **32** : 64-70.

11）高橋孝治，中島啓介，太田正康，太田哲也. 3 回以上の発作を繰り返した熱性けいれん 31 例の臨床的検討. 脳と発達 2019 ; **51** : 297-302.

🔗 参考にした二次資料

a）ジアゼパム坐剤（ダイアップ®）薬品説明添付文書

●参考資料 1　ジアゼパム坐剤の使用法の養育者への説明について

1　ジアゼパム坐剤（ダイアップ®）の使用法の養育者への説明について

　けいれん発作頓挫後，発作再発予防のためにジアゼパム坐剤を投与する場合がある．養育者の疑問点への回答をパンフレットの形で準備すると養育者の不安を緩和する一助になる可能性がある．以下にパンフレットの記載例を示す．

2　ジアゼパム坐剤を使うときの注意事項

❶ 熱性けいれん（熱性発作）とは

　おもに生後 6 か月から 5 歳（生後 60 か月）までに起こる，38℃以上の発熱に伴う発作です．発作は「けいれん（ひきつけ）」が典型的ですが，けいれんしない発作もあります．

❷ ジアゼパム坐剤とは

　熱性けいれんの発作を予防する抗けいれん薬です．光が当たらない状態の室温で保管して下さい．似たような坐剤に，解熱薬として用いるアセトアミノフェン坐剤（アルピニー®坐剤，アンヒバ坐剤®，カロナール®坐剤など）があります．アセトアミノフェンと異なり，ジアゼパム坐剤に解熱作用はありません．

　ジアゼパムの副作用として一時的に眠気，ふらつきや興奮状態がみられる場合があります．時間とともに回復することが多いですが，症状が強い場合や，数時間以上続く場合は医療機関に相談して下さい．

　最後に発作を起こしてから 1 〜 2 年間，または 4 〜 5 歳まで予防投与することが一般的ですが，かかりつけ医と相談してください．

❸ ジアゼパム坐剤を使うタイミング

　発熱した時，発作が起こる前に使用します．

　かかりつけ医の指示どおりに使ってください（必要事項に☑を入れて下さい）．

　（　　　　　）℃以上の発熱に気づいた時に 1 回目の投与をして下さい．

　　□最初の投与から 8 時間後に 2 回目の投与をして下さい．

　2 回目の投与時，

　　□眠気やふらつきなど副作用が強ければ投与を中止して下さい．

　　□かかりつけ医療機関に相談して下さい．

　ジアゼパム坐剤は発作を完全には予防できません．投与後 1 〜 2 日はお子さんの様子を注意深く見守って下さい．普段と違う様子がみられたら，速やかに医療機関にご相談下さい．

❹ 挿入方法

　お子さんを横向きまたは仰向けにし，肛門に挿入してください．挿入後 30 分間，坐剤が肛門から漏れていないことを確認して下さい．明らかに固形物が漏れている場合には新しく挿入し直して下さい．

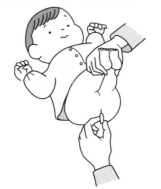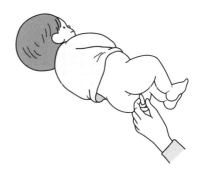

❺ 解熱薬を使うときは

　ジアゼパム坐剤と解熱の坐剤を同じタイミングで使用する場合には，ジアゼパム坐剤を先に挿入後 30 分以上間隔をあけて解熱薬を使用して下さい．同時に挿入すると，ジアゼパムの吸収が遅延する可能性があります．

各論
5 治療(2)
抗てんかん薬
内服

CQ5-1 熱性けいれんの既往がある小児において抗てんかん薬の継続的内服を行うべきか

要約

1. 熱性けいれんの良性疾患という観点と高い有害事象の出現から，抗てんかん薬の継続的内服は原則推奨されない

2. ジアゼパム坐剤による予防を図ったにもかかわらず長時間（15分以上）の発作を認める場合やジアゼパム坐剤の予防投与を行っても繰り返し発作がみられる場合，ジアゼパム坐剤の使用が間に合わず繰り返し発作がみられる場合は抗てんかん薬の継続的内服を考慮する

解説

抗てんかん薬の継続的内服

　熱性けいれんに対する抗てんかん薬の継続的内服については，いくつかの抗てんかん薬ごとに報告されている.

● フェノバルビタール

　フェノバルビタールに関しては，有効と結論づけているものとして，5 mg/kg/day の内服で，熱性けいれん発現率は5.0%で，非服用群（25%）と比較して減少したとする報告[1]や，14か月前に開始すれば熱性けいれん発現率は減少するとの報告[2]などがある. 一方，有効性が乏しいと結論づけているものとして，2.5〜4.5 mg/kg/day では，ジアゼパム坐剤の発熱時間欠投与と比較して6か月時での発現率に有意差なし（9.0%：11%）という報告[3]や，McKinlay らの報告がある[4]. さらに，副反応に関しては，77%で副反応が出現し[5]，32%が副反応のため治療中止との報告[6]や，副反応発現率は61%，そのうち20%が早期に治療中[4]と高率に副反応が出現している報告が多い. そのため，熱性けいれん再発率に関し，一定の効果は期待できるものの，副反応を高率に認め，有用性は低いと結論づけられる.

● バルプロ酸

　バルプロ酸に関しては，小規模研究で，フェノバルビタール治療群19%，無治療群33%の熱性けいれん再発率に対し，バルプロ酸治療群は6%と熱性けいれん再発を有意に減少させるとの報告もある[7]が，McKinlay らの検討では，熱性けいれん発現率を減少させず，副反応発現24%，治療中止6%と有効性は低く，副反応発現率が高いと報告されている[4]. さらに，Herranz らも副反応発現率45%と高率に副反応発現を認めることから，熱性けいれん再発率に関し，有効性は低く，副反応も高率に認め，有用性は低いと結論づけられている[5]. なお，わが国における最近の報告では，バルプロ酸またはフェノバルビタールを24か月服用していた16例中13例，81%が2年間再発を

認めなかったとしている[8].

● カルバマゼピン

カルバマゼピンに関しては，Camfield らはフェノバルビタール予防内服例に投与を行い，有用性はないと報告している[9]．また，Antony らもフェノバルビタールの 10% に対しカルバマゼピンは 47% と，フェノバルビタール予防内服と比較して有意に高い熱性けいれん再発率と報告している[10]．さらに，副反応発現率は約半数で認められる[5]ことから，熱性けいれん再発率に関し，有効性は低く，副反応も高率に認め，有用性は低いと結論づけられている．

● トピラマート

トピラマートに関しては，Fayyazi らはジアゼパムの発熱時投与とトピラマートを予防内服として 1 年間投与を行い，両群において再発を 1 例も認めなかったと報告している[11]．この点から，再発予防として第一選択薬が使用できない状況では投与を試みてよいとしているが，有害事象はジアゼパム群の 29.4% に対し 45.8% と有意に高いことに留意すべきであると報告している．

以上の検討などから，米国小児科学会（AAP）は「フェノバルビタールやバルプロ酸による予防内服は熱性けいれんの再発を有意に減少させる．しかし，治療による副反応出現に比し，単純型熱性けいれんによる障害は低い．よって，長期間の治療は推奨しない」と結論づけている[12]．以上の報告をもとに Sugai は 38℃ 未満での熱性けいれん出現例やジアゼパム坐剤での予防にもかかわらず長時間の熱性けいれん出現例でのみフェノバルビタールやバルプロ酸の予防内服を考慮すべきと報告している[13]．Fayyazi らはフェノバルビタールなどの第一選択薬を使用できない状況においてのみ，トピラマートは選択薬にあげられるとしている[11]．

治療に伴う副反応について，フェノバルビタールに関しては認知機能や行動面への影響が報告されている．Camfield らは治療群と非治療群とで認知機能に相違を認めなかったとしているが[14]，ほかの検討では，治療群で認知機能（平均知能指数）が有意に低かったと報告されている[15, 16]．また，行動面への影響として，Wolf らは治療群 109 人中 46 人（42%）で多動を認めたと報告している[17]．一方，バルプロ酸においては，肝毒性[18]，膵炎[19]，腎毒性[20]などが報告されており，またトピラマートでは薬疹・不穏・食欲低下などを 45.8% で認められた[11]としており，投与にあたっては，これらの副反応に留意しながら，治療の検討を行うことが求められる．

投与方法

フェノバルビタールやバルプロ酸の投与量に関しては，用量別の詳細な検討は少なく，通常使用される投与量を示している報告が多い．そのため，Sugai の報告では通常投与量を提案されている[13]．また，投与期間については CQ 4-2 の解説と同様にして 1～2 年間として，下記投与方法が提唱されている報告が多い．

投与量と投与期間

フェノバルビタール：3～5 mg/kg/ 日 分 1 もしくは分 2
バルプロ酸：20～30 mg/kg/ 日 分 2（ただし，徐放薬の場合は分 1 も可）
期間：1～2 年

なお，抗てんかん薬の継続的内服を行う場合は，ジアゼパム坐剤による発熱時間欠投与は原則行わず，内服によっても熱性けいれんが発現する際に両者併用を考慮する必要があるが，明確なエビデンスはない．

家族への対応も含めた治療という観点からは，家族の不安を和らげ，本疾患に関する正確な知識をもたせることが最も重要であると結論づけられている[21]．

🔗 文献検索式

● PubMed

febrile seizure/drug therapy［Majr］AND diazepam/therapeutic use［MH］AND antiepileptics/therapeutic use［MH］AND（English［LA］OR Japanese［LA］）AND（"1983/01/01"［DP］:"2020/12/31"［DP］）

Filters : Publication date from 1983/01/01 to 2020/12/31；English；Japanese；Child

検索結果　77 件

● 医中誌

（熱性けいれん /TH or 熱性けいれん /AL）and 治療 /AL and ジアゼパム /AL and 抗てんかん薬 /AL and（PT- 症例報告除く）and（PT- 会議録除く）and（PT- 原著論文，総説）and　（PDAT// : 2020/12/31）

Filters : Publication date from 1983/01/01 to 2020/12/31；English；Japanese；Child

検索結果　125 件

▶ さらに検索された文献の参考文献や総説などから得られ，委員会で検討して重要と判断した文献も加えた．
▶ 文献は，2021 年のガイドラインの改訂において 2021 年 1 月に追加検索を行った．

🔗 文献

1) Camfield PR, Camfield CS, Shapiro SH, Cummings C. The first febrile seizure : Antipyretic instruction plus either phenobarbital or placebo to prevent recurrence. *J Pediatr* 1980；**97** : 16-21.

2) Bacon CJ, Hierons AM, Mucklow JC, Webb JK, Rawlins MD, Weightman D. Placebo-controlled study of phenobarbitone and phenytoin in the prophylaxis of febrile convulsions. *Lancet* 1981；**2** : 600-604.

3) Knudsen FU, Vestermark S. Prophylactic diazepam or phenobarbitone in febrile convulsions : A prospective, controlled study. *Arch Dis Child* 1978；**53** : 660-663.

4) McKinlay I, Newton R. Intention to treat febrile convulsions with rectal diazepam, valproate or phenobarbitone. *Dev Med Child Neurol* 1989；**31** : 617-625.

5) Herranz JL, Armijo JA, Arteaga R. Effectiveness and toxicity of phenobarbital, primidone, and sodium valproate in the prevention of febrile convulsions, controlled by plasma levels. *Epilepsia* 1984；**25** : 89-95.

6) Wolf SM, Carr A, Davis DC, et al. The value of phenobarbital in the child who has had a single febrile seizure : A controlled prospective study. *Pediatrics* 1977；**59** : 378-385.

7) Ngwane E, Bower B. Continuous sodium valproate or phenobarbitone in the prevention of 'simple' febrile convulsions. *Arch Dis Child* 1980；**55** : 171-174.

8) 高橋孝治，中島啓介，太田正康，太田哲也．3 回以上の発作を繰り返した熱性けいれん 31 例の臨床的検討．脳と発達 2019；**51** : 297-302.

9) Camfield PR, Camfield CS, Tibbles JA. Carbamazepine does not prevent febrile seizures in phenobarbital failures. *Neurology* 1982；**32** : 288-289.

10) Antony JH, Hawke SH. Phenobarbital compared with carbamazepine in prevention of recurrent febrile convulsions. A double-blind study. *Am J Dis Child* 1983；**137** : 892-895.

11) Fayyazi A, Khajeh A, Baghbani A. Comparison of effectiveness of Topiramate and Diazepam in preventing risk of recurrent febrile seizure in children under age of 2 years. *Iran J Child Neurol* 2018；**12** : 69-77.

12) Steering Committee on Quality Improvement and Management, Subcommittee on Febrile Seizures. American Academy of Pediatrics. Febrile seizures : clinical practice guideline for the long-term management of the child with simple febrile seizures. *Pediatrics* 2008；**121** : 1281-1286.

13) Sugai K. Current management of febrile seizures in Japan : An overview. *Brain Dev* 2010；**32** : 64-70.

14) Camfield CS, Chaplin S, Doyle AB, Shapiro SH, Cummings C, Camfield PR. Side effects of phenobarbital in toddlers；behavioral and cognitive aspects. *J Pediatr* 1979；**95** : 361-365.

15) Vining EP, Mellitis ED, Dorsen MM, et al. Psychologic and behavioral effects of antiepileptic drugs in children : a double-blind comparison between phenobarbital and valproic acid. *Pediatrics* 1987；**80** : 165-174.

16) Farwell JR, Lee JY, Hirtz DG, Sulzbacher SI, Ellenberg JH, Nelson KB. Phenobarbital for febrile seizures—effects on intelligence and on seizure recurrence. *N Engl J Med* 1990；**322** : 364-369.

17) Wolf SM, Forsythe A. Behavior disturbance, phenobarbital and febrile seizures. *Pediatrics* 1978；**61** : 728-731.

18) Bryant 3rd AE, Dreifuss FE. Valproic acid hapatic fatalities, III : US experience since 1986. *Neurology* 1996；**46** : 465-469.

19) Evans RJ, Miranda RN, Jordan J, Krolikowski FJ. Fetal acute pancreatitis caused by valproic acid. *Am J Forensic Med Pathol* 1995；**16** : 62-65.

20) Ryan SJ, Bishof NA, Baumann RJ. Occurrence of renal Fanconi syndrome in children on valproic acid therapy. *J Epilepsy* 1996；**9** : 35-38.

21) Mastrangelo M, Midulla F, Moretti C. Actual insights into the clinical management of febrile seizures. *Eur J Pediatr* 2014；**173** : 977-982.

各論
6 治療（3）
解熱薬

CQ6-1 熱性けいれんの再発予防のために解熱薬を使用すべきか

📋 推奨

1. 発熱時の解熱薬使用が熱性けいれん再発を予防できるとするエビデンスはなく再発予防のための使用は推奨されない（解熱薬使用後の熱の再上昇による熱性けいれん再発のエビデンスはない．また，発熱による患者の苦痛や不快感を軽減し，全身状態の改善を図り，家族の不安を緩和するために解熱薬を投与することはほかの発熱性疾患と同様に行ってよい）．

GRADE 2C　推奨の強さ「弱い推奨」/ エビデンスの確実性「低」

💬 解説

はじめに

　発熱時解熱薬投与により熱性けいれんの発作再発予防が可能であるかの問いに対して，改訂ワーキンググループで行った検討結果を解説する．熱性けいれんの再発とは，「発熱を認めて熱性けいれんを発症し，解熱したあと一定の期間が経って別の発熱機会に熱性けいれんが発症すること」であり，同一発熱機会における熱性けいれんの反復とは異なることに留意する．

要約

　システマティックレビューを行った結果，解熱薬は熱性けいれん再発を予防できるとするエビデンスはなく再発予防を目的とした使用は推奨されない．また解熱薬使用後の熱の再上昇による熱性けいれん再発のエビデンスもない．
　一方で，発熱による患者の苦痛や不快感を軽減し，全身状態の改善を図り，家族の不安を緩和するために解熱薬を投与することはほかの発熱性疾患と同様に行いうるが，最も重要なことは熱性けいれん自体の良好な予後を家族に伝え，家族の不安を軽減することにある．

背景，この問題の優先度

　発熱時解熱薬投与により熱性けいれんの再発予防が可能かどうかの結論は出ていない．また，解熱薬使用後の熱の再上昇による熱性けいれんの再発が増加するかの疑問点がある．

エビデンスの要約

　発熱時の解熱薬使用による熱性けいれんの再発に関して検討したランダム化比較試験（randomized controlled trial：RCT）は3件存在した．1件は正確な人数が把握できなかったため除外し，最終的に2件（計461人）[1, 2]を検討した．

熱性けいれんの再発に関して，オッズ比 0.92（95%CI 0.57 to 1.48），リスク差−0.0168（95% CI −0.101 to 0.0865）と，解熱薬使用による予防効果はなかった．2 件の RCT とも解熱薬の副作用に関する言及はなかった．

パネル会議

1 アウトカム全般に関するエビデンスの質はどうか

選択バイアスにおいて Strengell らの報告は割り付けの隠蔽化について記載がなくリスクの判断は困難であった[2]．また，症例減少バイアスにおいて Strengell らの報告は 231 例中 50 例と多くの欠測例を認め欠測例のみ除外されている modified-ITT であり，van Stuijvenberg らの報告も 230 例中 23 例の欠測がみられた[1,2]．介入群と比較群で欠測の例数や理由には大きな差はないが欠測例の多いことを無視できないと判断しアウトカムデータの不完全さにおいてハイリスクとした．報告バイアスにおいて Strengell らの報告も van Stuijvenberg らの報告もプロトコールの記載がなく，情報不十分のため選択的アウトカム報告におけるリスクの判断は困難であった[1,2]．よって，集まった研究のバイアスのリスクは全体的に深刻とし 1 段階グレードダウンした．結果の非一貫性は問題なく深刻な影響はないとした．非直接性は，1 つの研究が熱性けいれん再発のリスク因子をもつものに対象を限定しており，アウトカムも 1 年間の再発率と期間が短いが結果に対する影響は小さいと考え深刻な影響はないとした．不精確さは 2 件の研究のみで総数 461 例の検討であり，Optimal Information Size（最適情報量）の検討では 4,368 例必要との結果であり，サンプル数が少ないため 1 段階グレードダウンした．出版バイアスについては，研究が 2 件しかなかったため，リスクの判断は困難であった．その結果，アウトカムのエビデンスの確実性は，2 段階グレードダウンして「低」とした．

2 利益と害のバランスはどうか

システマティックレビューに採用できた RCT が 2 件のみで，特に解熱薬の副作用など害についての記載はなく，利益と害のバランスを評価するのが困難であった．ただし，解熱薬は日常診療でよく使用される薬剤であり，熱性けいれんに限らない一般的な解熱薬使用の注意事項を守れば解熱薬による害は小さいと判断した．

3 患者の価値観や好みはどうか

保護者によって高熱に対する不安，解熱薬使用についての心配など，価値観や好みには個人個人で違い，保護者の解熱薬使用の判断には多様性があると考えられる．本 CQ の推奨は発熱のある小児への解熱薬の使用自体を制限するものではないが，解熱薬の熱性けいれん予防効果については期待できないことを示すことで保護者の判断に有用な情報を示すことになる．

4 正味の利益とコストや資源のバランスはどうか

解熱薬は国内で広く流通している薬価の低い薬剤であり，コストや資源への影響は低いと考えられる．再発率の低下も認められないため，熱性けいれん再発のための受診や入院の減少にもつながらない．

5 推奨のグレーディング

パネル会議での話し合いでは，解熱薬による再発予防効果はなく，副作用やコストも許容できると判断され，「発熱時の解熱薬使用が熱性けいれん再発を予防できるとするエビデンスはなく再発予防のための使用は推奨されない」とすることに全会一致で決定した．また，解熱薬使用後の熱の再上昇による熱性けいれん誘発を心配する声も聞かれることがあるが，そのエビデンスもないことから推奨の記載において（解熱薬使用後の熱の再上昇による熱性けいれん再発のエビデンスはない）と追記した．また本推奨が高熱の小児に対しての解熱薬の使用を制限する内容と誤解されないように（発熱による患者の苦痛や不快感を軽減し，全身状態の改善を図り，家族の不安を緩和するために解熱薬を投与することはほかの発熱性疾患と同様に行ってよい）との追記も行った．さらに，パブリックコメントを求めたのち，最終的なパネル会議で確認した．

❶ 関連する他の診療ガイドラインの記載

　国内外のガイドラインに同様のCQの記載はない.

❷ 治療中のモニタリングと評価

　発熱時の解熱薬使用に際しては，一般の小児科医，内科医，開業医，救急医などプライマリケアを行う医師が担当することになる．使用する際の体温や使用頻度・期間などの体温コントロールが考慮される.

❸ 今後の研究の可能性

　今回のシステマティックレビューは2件の研究で461人の検討のみであり，さらに大人数での，解熱薬の益（熱性けいれんの再発の予防）のみでなく害（副作用や熱性けいれんの再発の増加）も含めたアウトカムについての検討が期待される.

❹ 本CQで対象としたRCT論文

van Stuijvenberg 1998, Strengell 2009

❺ 資料一覧（後出）

　資料CQ 6-1-01　システマティックレビューの解説

　資料CQ 6-1-02　文献検索式とフローダイアグラム

　資料CQ 6-1-03　Risk of bias サマリー・Risk of bias グラフ

　資料CQ 6-1-04　Forest plot

　資料CQ 6-1-05　Summary of findings（SoF）テーブル

　資料CQ 6-1-06　Evidence-to-Decision テーブル

🔗 文献

1) van Stuijvenberg M, Derksen-Lubsen G, Steyerberg EW, Habbema JD, Moll HA. Randomized, controlled trial of ibuprofen syrup administered during febrile illnesses to prevent febrile seizure recurrences. *Pediatrics* 1998 ; **102** : E51.

2) Strengell T, Uhari M, Tarkka R, et al. Antipyretic agents for preventing recurrences of febrile seizures : randomized controlled trial. *Arch Pediatr Adolesc Med* 2009 ; **163** : 799-804.

💬 資料CQ 6-1-01　システマティックレビューの解説

システマティックレビューの文献検索

　Medline，Cochrane Central Register of Controlled Trials，医中誌で検索式を用いて 2020 年 12 月 31 日までの文献検索を行った．

　分析の対象：次の基準を満たす患者を調査に含めた．単純型または複雑型熱性けいれんと診断され，その後の発熱機会に（アセトアミノフェンやイブプロフェンなど）で治療されている患者を調査に含めた．年齢と診断が一致し，プラセボ，無治療，またはその他の治療（抗菌薬，予防薬としての抗てんかん薬，その他の解熱薬など）を比較した報告を抽出した．

　すでに抗てんかん薬を服用している患者が含まれる研究は除外した．てんかん，脳性麻痺，中枢神経系腫瘍，外傷性脳損傷に関連する発作，以前の神経学的欠損，代謝状態，または非熱性けいれんと診断された患者，以前に脳神経外科手術を受けたことがある患者も除外した．

　このレビューで受け入れられた研究デザインには，対照試験，ランダム化および準ランダム化試験，および介入前後の同時対照群と評価による前向き非ランダム化研究を含めた．

　遠い熱性けいれんの再発をおもな転帰として設定し，同一発熱機会における熱性けいれんの反復（多くは最初の熱性けいれんから 24 時間以内）に関しては，本 CQ には該当しないとした．

システマティックレビューの結果

　検索の結果，115 件の文献を特定した．ハンドサーチで追加した文献も含めてスクリーニングした結果，最終的に 8 件の研究を系統的レビューし，そのうちの 2 件の研究についてメタアナリシスを実施した．

　系統的レビューした 8 件のうち，発熱時の解熱薬使用による熱性けいれんの再発に関する検討は以下の 5 件であった．

①Uhari らは，180 人の初発熱性けいれん患者（平均 1.7 歳）を（プラセボもしくはアセトアミノフェン 10 mg/kg，6 時間おき）vs.（プラセボもしくはジアゼパム）の 4 群に分け 2 年にわたり熱性けいれん再発率をみたが有意差はなかった[1]．

②van Stuijvenberg らは，230 人の熱性けいれん患者（平均 1.9 歳）を 2 群に分け，38.5℃以上の発熱時に 1 群：イブプロフェン 5 mg/kg，6 時間おき（111 人）と 2 群：プラセボ（119 人）で 1 年間熱性けいれん再発率を検討し，再発率（1 群 31 人，2 群 36 人）に有意差を認めなかった[2]．全般的にイブプロフェン群は 0.7℃体温を下げたが再発時に限ると有効な解熱は得られなかった．

③van Esch らは，ランダム化試験ではないが，212 人の熱性けいれん患者（10〜36 か月）を治療群（アセトアミノフェンもしくはイブプロフェン）とコントロール群に分け，3 歳時の熱性けいれん再発率を検討したが有意差はなかった[3]．

④Strengell らは，231 人の初発熱性けいれん患者（平均 1.7 歳）を 2 群に分け，38℃以上の発熱時にまずジクロフェナク坐剤（117 人），プラセボ（114 人）を投与し，さらに 8 時間後にも発熱が持続する場合 1 日 4 回まで ①プラセボ，②アセトアミノフェン（15 mg/kg），③イブプロフェン（10 mg/kg）を経口投与する群を割り付け，この 6 群について 2 年フォローした．この 6 群で熱性けいれん再発率に有意差はなかった[4]．本報告では経過中 40℃を超えるようなら追加でのアセトアミノフェン使用が許可されていたが，再発した患者により多く使用されており，このことはさらに解熱薬の熱性けいれん再発予防に対する無効性を支持するものである．再発した患者の平均最高体温は 39.7℃，しなかった患者のそれは 38.9℃と有意差があり，解熱自体が有効になされておらず，再発の有無で発熱にかかわる機構の違いが想定される．

⑤Fallah らは，ランダム化試験ではないが，139 人の初発熱性けいれん患者（平均 2.0 歳）を 2 群に分け，発熱時に 1 群：解熱薬投与（86 人），2 群：非投与（53 人）で 15〜36 か月間熱性けいれん再

発率を検討し，再発率(1 群 34 人，2 群 18 人)に有意差を認めなかった[5].

　これらの 5 件の研究において，報告①は，明確な人数が不明である，報告③，⑤は，ランダム化比較試験(randomized controlled trial：RCT)ではないことから除外し，メタアナリシスは報告②，④の 2 件の RCT で行った.
　メタアナリシスの結果，発熱時の解熱薬使用が熱性けいれんの再発を予防できるとするエビデンスはなかった. また，2 件の RCT とも解熱薬の副作用に関する言及はなかった.

その他のシステマティックレビュー(メタアナリシス)の報告

　Meremikwu らは，システマティックレビューにおいて熱性けいれん再発予防におけるアセトアミノフェンの有効性のエビデンスは乏しいと結論している[6]. Rosenbloom らは上記 RCT の文献[2, 3, 6]を含めてメタアナリシスとしてまとめ，解熱薬は熱性けいれん再発予防に無効であり，加えて解熱自体にも有効に働いていないと結論した[7]. Hashimoto らもシステマティックレビューとメタアナリシスにおいて，発熱時の解熱薬使用が熱性けいれんの再発を予防できるとするエビデンスはなかったとしている[8].

解熱薬と同一発熱機会における熱性けいれんの反復に関して

　系統的レビューされた 8 件のうち，同一発熱機会における解熱薬使用による熱性けいれんの反復に関する検討は以下の 3 件であった.
⑥Schnaiderman らは，104 人の単純型熱性けいれんで入院した患者(平均 1.9 歳)を 2 群に分け(1 群：4 時間おきにアセトアミノフェン 15〜20 mg/kg 53 人 vs. 2 群：体温 37.9℃以上で使用 51 人)で早期(24 時間以内)の反復を比較したが再発率は変わらなかった[9]. 2 群のアセトアミノフェン投与量は 1 群の約半分であった. プラセボがなくエビデンスとしては弱いが高用量のアセトアミノフェンでも反復防止には無効であることを示唆した.
⑦van Esch らは，70 人の熱性けいれんで入院した患者(平均 2.1 歳)を 2 群に分け(1 群：6 時間おきにイブプロフェン 5 mg/kg 34 人 vs. 2 群：6 時間おきにアセトアミノフェン 10 mg/kg)で 1〜3 日間経過観察した際，発作が反復したのは(1 群 2 人，2 群 3 人)であり反復率は変わらなかった[10]. 解熱薬の違いによって，反復率は違わないとの結果であった.
⑧Murata らは，423 人の熱性けいれん患者(中央値 20 か月)を 2 群に分け，最初のけいれん後 38℃以上の発熱がある場合，1 群：6 時間ごとにアセトアミノフェンを投与(219 人)，2 群：非投与(204 人)でけいれん後 24 時間以内のけいれん反復率を検討し，投与群の反復率が(1 群 20 人，2 群 48 人)低く有意差を認めた[11]. 解熱薬投与群は，非投与群より 24 時間以内の反復率は低いとの結果であった.
　報告⑥，⑦のアセトアミノフェンの投与量の違い，解熱薬の違いは，同一発熱機会における熱性けいれんの反復率に影響しないという結果であるのに対し，報告⑧のアセトアミノフェンの投与／非投与の違いは，同一発熱機会における熱性けいれんの反復率に影響し，投与すると反復率が低くなるという結果である. 上記の結果より，同一発熱機会における熱性けいれんの反復に関しては，熱性けいれん後の体温がコントロールされると反復率が低くなる可能性が示唆された. ただ，上記の結果より熱性けいれんの同一発熱機会における反復予防のために解熱薬が推奨されるというわけではない.

解熱薬による熱性けいれん再発

　従来から解熱薬使用後の再発熱での発作の可能性がいわれていたが，これを明確に示した文献はない. 上記ランダム化比較試験やメタアナリシスにおいて解熱薬使用群に発作再発が多いとするデータはなく，解熱薬使用後の熱の再上昇による発作を憂慮する根拠は乏しい.

🔗 検索式

- PubMed 検索：2020 年 12 月 31 日

（"Scizures, Febrile/prevention and control"［Mesh］AND（（"Antipyretics/therapeutic use"［Mesh］OR "Antipyretics"［PA］）OR（"Analgesics, Non-Narcotic/therapeutic use"［Mesh］OR "Analgesics, Non-Narcotic"［PA］）））OR（（"Febrile Seizure"［TIAB］OR（（"Febrile Seizures"［TIAB］OR "Febrile Convulsion"［TIAB］OR "Febrile Convulsions"［TIAB］）AND（Antipyretic*［TIAB］OR "Non-Narcotic Analgesic*"［TIAB］OR "Nonnarcotic Analgesic*"［TIAB］OR "Non-Opioid Analgesic*"［TIAB］OR "Nonopioid Analgesic*"［TIAB］）AND prevent*［TIAB］）

Filters : Publication date from 1983/01/01 to 2020/12/31 ;

English ; Japanese

検索結果　63 件

- 医中誌 検索：2020 年 12 月 31 日

（熱性けいれん /TH and（解熱剤 /TH or 解熱鎮痛消炎剤 /TH））or（（熱性けいれん /TA or 熱性痙攣 /TA）and（解熱剤 /TA or 解熱薬 / TA or 解熱鎮痛消炎剤 /TA or 解熱消炎鎮痛剤 /TA or 解熱鎮痛剤 /TA or 非オピオイド鎮痛剤 /TA or 非オピオイド鎮痛薬 /TA or 非麻薬性鎮痛剤 /TA））

Filters : Publication date from 1983/01/01 to 2020/12/31 ;

検索結果　136 件

▶さらに検索された文献の参考文献や総説などから得られ，委員会で検討して重要と判断した文献も加えた．

🔗 文献

1）Uhari M, Rantala H, Vainionpää L, Kurttila R. Effect of acetaminophen and of low intermittent doses of diazepam on prevention of recurrences of febrile seizures. *J Pediat* 1995 ; **126** : 991-995.

2）van Stuijvenberg M, Derksen-Lubsen G, Steyerberg EW, Habbema JD, Moll HA. Randomized, controlled trial of ibuprofen syrup administered during febrile illnesses to prevent febrile seizure recurrences. *Pediatrics* 1998 ; **102** : E51.

3）van Esch A, Steyerberg EW, Moll HA, et al. A study of the efficacy of antipyretic drugs in the prevention of febrile seizure recurrence. *Ambulatory Child Health* 2000 ; **6** : 19-25

4）Strengell T, Uhari M, Tarkka R, et al. Antipyretic agents for preventing recurrences of febrile seizures : randomized controlled trial. *Arch Pediatr Adolesc Med* 2009 ; **163** : 799-804.

5）Fallah R, Karbasi SA. Recurrence of febrile seizures in yazd shahid sadoughi hospital. *Iran J Child Neurol* 2010 ; **3** : 23-30.

6）Meremikwu M, Oyo-Ita A. Paracetamol for treating fever in children. *Cochrane Database Syst Rev* 2002 ; CD003676.

7）Rosenbloom E, Finkelstein Y, Adams-Webber T, Kozer E. Do antipyretics prevent the recurrence of febrile seizures in children? A systematic review of randomized controlled trials and meta-analysis. *Eur J Paediatr Neurol* 2013 ; **17** : 585-588.

8）Hashimoto R, Suto M, Tsuji M, et al. Use of antipyretics for preventing febrile seizure recurrence in children : a systematic review and meta-analysis. *Eur J Pediatr* 2021 ; **180** : 987-997.

9）Schnaiderman D, Lahat E, Sheefer T, Aladjem M. Antipyretic effectiveness of acetaminophen in febrile seizures : ongoing prophylaxis versus sporadic usage. *Eur J Pediatr* 1993 ; **152** : 747-749.

10）van Esch A, van Steensel-Moll HA, Steyerberg EW, Offringa M, Habbema JD, Derksen-Lubsen G. Antipyretic efficacy of ibuprofen and acetaminophen in children with febrile seizures. *Arch Pediatr Adolesc Med* 1995 ; **149** : 632-637.

11）Murata S, Okasora K, Tanabe T, et al. Acetaminophen and febrile seizure recurrences during the same fever episode. *Pediatrics* 2018 ; **142** : e20181009.

CQ 6-1　文献検索

PICO

P：熱性けいれん患者に

I ：解熱薬を使用すると

C：解熱薬不使用の場合に比べて

O：熱性けいれんの再発は減少するか

　　解熱薬の副作用がみられるか

検索式

- Medline（PubMed）検索：2020 年 12 月 31 日

（"Seizures, Febrile/prevention and control"［Mesh］AND（"Antipyretics/therapeutic use"［Mesh］OR "Antipyretics"［PA］OR "Analgesics, Non-Narcotic/therapeutic use"［Mesh］OR "Analgesics, Non-Narcotic"［PA］））OR（（"Febrile Seizure"［TIAB］OR "Febrile Seizures"［TIAB］OR "Febrile Convulsion"［TIAB］OR "Febrile Convulsions"［TIAB］）AND（Antipyretic*［TIAB］OR "Non-Narcotic Analgesic*"［TIAB］OR "Nonnarcotic Analgesic*"［TIAB］OR "Non-Opioid Analgesic*"［TIAB］OR "Nonopioid Analgesic*"［TIAB］）AND prevent*［TIAB］）

Filters : Publication date from 1983/01/01 to 2020/12/31 ;

English ; Japanese

- Cochrane CENTRAL 検索：2020 年 12 月 31 日

（"Febrile Seizure" : ti OR "Febrile Seizures" : ti OR "Febrile Convulsion" : ti OR "Febrile Convulsions" : ti）AND

（Antipyretic* : ti,ab,kw OR "Non-Narcotic Analgesic*" : ti,ab,kw OR "Nonnarcotic Analgesic*" : ti,ab,kw OR "Non-Opioid Analgesic*" : ti,ab,kw OR "Nonopioid Analgesic*" : ti,ab,kw）AND（prevent* : ti,ab,kw）

Filters : Publication date from 1983/01/01 to 2020/12/31 ;

- 医中誌検索：2020 年 12 月 31 日

（熱性けいれん /TH and（解熱剤 /TH or 解熱鎮痛消炎剤 /TH））or（（熱性けいれん /TA or 熱性痙攣 /TA）and（解熱剤 /TA or 解熱薬 /TA or 解熱鎮痛消炎剤 /TA or 解熱消炎鎮痛剤 /TA or 解熱鎮痛剤 /TA or 非オピオイド鎮痛剤 /TA or 非オピオイド鎮痛薬 /TA or 非麻薬性鎮痛剤 /TA））

Filters : Publication date from 1983/01/01 to 2020/12/31 ;

同定	データベース検索で同定された研究 Medline（Pubmed）　　　63件 Cochrane CENTRAL　　　15件 医中誌　　　　　　　　136件

↓

スクリーニング	検索で同定された研究 $n=213$

← ハンドサーチで追加　2件

適格性	→ タイトル・アブストラクトスクリーニングで除外基準に該当した研究

↓

組み入れ	質的統合に採用された研究 $n=8$ メタアナリシスに組み入れた研究 $n=2$ 再発の減少　　　　　　　2件 副作用　　　　　　　　　0件

再発の減少

Random sequence generation（selection bias）：ランダム割り付け順番の生成（選択バイアス）

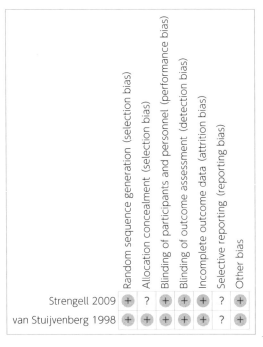

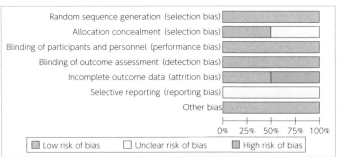

Allocation concealment（selection bias）：割り付けの隠蔽化（選択バイアス）Strengell 2009 の報告は割り付けの隠蔽化について記載がなかったため unclear とした.

Blinding of participants and personnel（performance bias）：研究参加者と治療提供者のマスキング（施行バイアス）

Blinding of outcome assessment（detection bias）：アウトカム評価者のマスキング（検出バイアス）

Incomplete outcome data（attrition bias）：不完全なアウトカムデータ（症例減少バイアス）Strengell 2009 の報告が 231 例中 50 例の欠測例を認め欠測例のみ除外されている modified-ITT であるため high risk とした.

Selective reporting（reporting bias）：選択されたアウトカムの報告（報告バイアス）Strengell 2009 の報告, van Stuijvenberg 1998 の報告とも protocol の記載がなく情報不十分のため unclear とした.

Other bias：その他のバイアス

💬 資料CQ 6-1-04　Forest plot

アウトカム 6-1-1：再発の減少

Study of Subgroup	Antipyretics Events	Antipyretics Total	Control Events	Control Total	Weight	Odds Ratio M-H, Random, 95% CI
Strengell 2009	46	197	8	34	30.6%	0.99[0.42, 2.34]
van Stuijvenberg 1998	31	111	36	119	69.4%	0.89[0.51, 1.58]
Total (95% CI)		308		153	100.0%	0.92[0.57, 1.48]
Total events	77		44			

Heterogeneity : Tau^2=0.00 ; Chi^2=0.04, df=1 (P=0.85) ; I^2=0%
Test for overall effect : Z=0.34 (P=0.74)

Odds Ratio M-H, Random, 95% CI
0.01　0.1　1　10　100
Favours [antipyretics]　Favours [control]

アウトカム 6-1-2：解熱薬の副作用

一次研究なし

患者：熱性けいれん
介入：解熱薬
比較：解熱薬不使用

アウトカム	期待される絶対効果* （95% 信頼区間）		相対効果： オッズ比 OR （95% 信頼区間）	患者数 （研究数）	エビデンスの質 （GRADE）	コメント
	解熱薬不使用 のリスク	解熱薬の リスク				
再発の予防	288 （1,000 人中）	271（1,000 人中） （187 to 374）	OR 0.92 （0.57 to 1.48）	461 （2 RCTs）	⊕⊕〇〇 低 [a, b]	
副作用	0 （1,000 人中）	0（1,000 人中） （0 to 0）	測定不能	（0 RCTs）	―	報告なし

＊：介入群のリスク（およびその 95% 信頼区間）は，コントロール群におけるリスクと介入による効果（およびその 95% 信頼区間）に基づいて推定した．

GRADE ワーキンググループによるエビデンスの質のグレード
高：効果推定値の確信性が高く，真の効果は効果推定値の近くにある．
中：効果推定値の確信性が中程度である効果推定値は真の効果に近いと思われるが，今後の研究によって効果推定値が変わる可能性がある．
低：効果推定値の確信性には限界がある．効果推定値は真の効果に近いが，今後の研究によって効果推定値が変わる可能性が非常に高い．
非常に低：効果推定値の確信性は非常に低い．真の効果は効果推定値と異なる可能性が高い．

a：不精確さのために 1 段階グレードダウンした：2 件の研究で患者が 461 人のため
b：アウトカムのために 1 段階グレードダウンした：1 件の研究で 50 例の欠測例を認め modified-ITT であるため

資料 CQ 6-1-06　Evidence-to-Decision テーブル

推奨判断基準の評価テーブル

集団：熱性けいれん

介入：解熱薬

	基準	判定	リサーチエビデンス	追加事項
問題	その問題は優先順位が高いですか？ より重篤な問題や緊急性のある問題は，より優先順位が高くなる	○いいえ ○おそらくいいえ ●おそらくはい ○はい ┄┄┄┄┄ ○一概には言えない ○わからない	発熱時の解熱薬使用が熱性けいれん再発を予防できるとするエビデンスはなく再発予防のための使用は推奨されない（解熱薬使用後の熱の再上昇による熱性けいれん再発のエビデンスはない）	
望ましい効果	予想される望ましい効果はどれくらいですか？	○ささいな ○小さい ○中程度 ○大きい ┄┄┄┄┄ ●一概には言えない ○わからない	関心のある主要アウトカムの相対的な重要性や価値 	Outcome	Relative importance	Certainty of the evidence (GRADE)
---	---	---
再発の予防	CRITICAL	⊕⊕⊕○○ MODERATE
副作用	CRITICAL			
望ましくない効果	予想される望ましくない効果はどれくらいですか？	○大きい ○中程度 ○小さい ○ささいな ┄┄┄┄┄ ●一概には言えない ○わからない	Summary of findings | Outcome	解熱薬不使用	解熱薬使用	Difference (95% CI)	Relative effect (OR) (95% CI)
再発の予防	28.8%	27.1%(18.7 to 37.4)	1.68% less (10.1 less to 8.65 more)	OR 0.92 (0.57 to 1.48)
副作用						
エビデンスの確実性	全体的なエビデンスの確実性はどれですか？	○非常に低 ●低 ○中 ○高 ┄┄┄┄┄ ○研究がない	要約：発熱時の解熱薬使用による熱性けいれんの再発に関する検討したランダム化比較試験（randomized controlled trial：RCT）は 2 件（計 461 人）であった．熱性けいれんの再発に関して，オッズ比 0.92（95％ 信頼区間 0.57 to 1.48），リスク差−0.0168（95％ 信頼区間−0.101 to 0.0865）と，解熱薬使用による予防効果はなかった．2 件の RCT とも解熱薬の副作用に関する言及はなかった．	
価値	主要なアウトカムにどれだけの人が価値をおくか，大きな不確実性や多様性がありますか？	○重要な不確実性や多様性がある ●たぶん重要な不確実性や多様性がある ○たぶん重要な不確実性や多様性がない ○重要な不確実性や多様性がない		
効果のバランス	望ましい効果と望ましくない効果のバランスは介入と対照のどちらで優れますか？	○対照のほうが優れる ○たぶん対照のほうが優れる ●介入と対照のどちらも優れていない ○たぶん介入のほうが優れる ○介入のほうが優れる ┄┄┄┄┄ ○一概には言えない ○わからない		
コストとリソース	必要とされるリソースやコストはどれくらい大きいですか？	○大きなコスト ○中程度のコスト ○無視できる程度 ○中程度の節約 ○大さな節約 ┄┄┄┄┄ ●一概には言えない ○わからない		
受け入れ	その選択肢は主要なステークホルダーに受け入れられますか？	○いいえ ○たぶんいいえ ●たぶんはい ○はい ┄┄┄┄┄ ○一概には言えない ○わからない		
実現可能性	その選択肢をとることは現実的に可能ですか？	○いいえ ○たぶんいいえ ○たぶんはい ●はい ┄┄┄┄┄ ○一概には言えない ○わからない		

推奨の結論テーブル

推奨のタイプ	介入をしないことを強く推奨する	条件付きで介入をしないことを推奨する	条件付きで介入も対照も推奨する	条件付きで介入をすることを推奨する	介入をすることを強く推奨する
判定欄	○	●	○	○	○
推奨文案	発熱時の解熱薬使用が熱性けいれん再発を予防できるとするエビデンスはなく再発予防のための使用は推奨されない（解熱薬使用後の熱の再上昇による熱性けいれん再発のエビデンスはない） 推奨の強さ「弱い推奨」／エビデンスの確実性「中」				

理由	疑問 (CQ)：熱性けいれんの予防のために解熱薬を使用すべきか？ 患者 (P)：熱性けいれん 介入 (I)：解熱薬の使用 対照 (C)：解熱薬不使用 アウトカム (O)：熱性けいれんの再発は減少するか．副作用はあるか． エビデンスの要約： 発熱時の解熱薬使用による熱性けいれんの再発に関して検討したランダム化比較試験 (randomized controlled trial：RCT) は 2 件 (計 461 人) であった．熱性けいれんの再発に関して，オッズ比 0.92 (95%CI 0.57 to 1.48)，リスク差 −0.0168 (95%CI −0.101 to 0.0865) で解熱薬使用による予防効果はなかった．2 件の RCT とも解熱薬の副作用に関する言及はなかった． エビデンスの確実性： 選択バイアスにおいて割り付けの隠蔽化について記載がない報告がありリスクの判断は困難であった．また，症例減少バイアスにおいて 1 つの報告は多くの欠測例を認め欠測例のみ除外されている modified-ITT であり，もう 1 つの報告も欠測がみられた．介入群と比較群で欠測の例数や理由には大きな差はないが欠測例の多いことを無視できないと判断しアウトカムデータの不完全さにおいてハイリスクとした．報告バイアスにおいて 2 つの報告はプロトコールの記載がなく，情報不十分のため選択的アウトカム報告におけるリスクの判断は困難であった．よって，集まった研究のバイアスのリスクは全体的に深刻とし 1 段階グレードダウンした．結果の非一貫性は問題なく深刻な影響はないとした．非直接性は，1 つの研究が熱性けいれん再発のリスク因子をもつものに対象を限定しており，アウトカムも 1 年間の再発率と期間が短い結果に対する影響は小さいと考え深刻な影響はないとした．不精確さは 2 件の研究のみで総数 461 例の検討であり，サンプル数が少ないため 1 段階グレードダウンした．出版バイアスについては，研究が 2 件しかなかったため，リスクの判断は困難であった．その結果，アウトカムのエビデンスの確実性は，2 段階グレードダウンして「低」とした． 利益と害，負担，コストの判定： RCT が 2 件しかなかったため，効果推定値の確実性が低く，利益と害のバランスを考えるのが困難ではあるが，害は小さいと考える． 推奨： 発熱時の解熱薬使用が熱性けいれん再発を予防できるとするエビデンスはなく再発予防のための使用は推奨されない (推奨の強さ「弱い推奨」／エビデンスの確実性「低」) 付加的な考慮事項；
サブグループの検討事項	解熱薬の違いによる RCT は Strengell 2009 の 1 件であった．初発熱性けいれん患者を 2 群に分け，38℃以上の発熱時にジクロフェナク坐剤，プラセボを投与し，さらに 8 時間後にも発熱が持続する場合 1 日 4 回まで①プラセボ②アセトアミノフェン③イブプロフェンを経口投与する群を割り付け，この 6 群について 2 年フォローしたが，熱性けいれん再発率は有意差がなかった．
実施上の考慮事項	
モニタリングと評価	発熱時の解熱薬使用に際しては，使用する際の体温や使用頻度・期間などの体温コントロールが考慮される．
研究の可能性	2 件の研究で 461 人の検討であり，さらに大人数での，解熱薬の益 (熱性けいれんの再発の予防) のみでなく害 (副作用や熱性けいれんの再発の増加) も含めたアウトカムについての検討が期待される．

各論
7 注意すべき
薬剤

CQ7-1

熱性けいれんの既往がある小児で注意すべき薬剤は何か
1. 発熱性疾患に罹患中に鎮静性抗ヒスタミン薬を使用してよいか
2. テオフィリン等のキサンチン製剤を使用してよいか

要約

1. 熱性けいれんの既往のある小児に対しては発熱性疾患罹患中における鎮静性抗ヒスタミン薬使用は熱性けいれんの持続時間を長くする可能性があり注意を要する

2. 熱性けいれんの既往のある小児に対してはテオフィリン等のキサンチン製剤使用は熱性けいれんの持続時間を長くする可能性があり推奨されない．特に発作の既往を有する場合，3歳以下では推奨されない．また鎮静性抗ヒスタミン薬との併用は状態をより悪化させる可能性があり注意を要する

解説

鎮静性抗ヒスタミン薬と熱性けいれん

　抗ヒスタミン薬の熱性けいれんの特性への影響に関してエビデンスの質の高いランダム化比較試験は検索した範囲では皆無である．抗ヒスタミン薬自体が熱性けいれん発症率，再発率を上昇させるというデータはない．1回の発作の特性への影響，特に抗ヒスタミン薬服用中の熱性けいれんの持続時間に注目した報告が多い．Takano らは抗ヒスタミン薬（シプロヘプタジン，ケトチフェン，クロルフェニラミン）使用群（23例）では非使用群（26例）に比較し有意に発熱から発作までが短く，発作持続時間が長かったと報告した[1]．Zolaly による 250 例の熱性けいれんの患者の後方視的解析によると抗ヒスタミン薬使用群（84例）と非使用群（166例）では前者が後者に比較して発熱から発作までの間隔が有意に短く，また発作持続時間が有意に延長した[2]．抗ヒスタミン薬使用群を第一世代（ポララミンと日本で未発売の薬剤）および第二世代抗ヒスタミン薬（セチリジン，ロラタジン，ケトチフェン）使用群に分けると両群とも有意に発熱から発作までが短く，第一世代抗ヒスタミン薬使用群では有意に発作持続が長かった．また第一世代抗ヒスタミン薬使用で有意に 15 分以上の発作が多かった[2]．木村らの熱性けいれんで受診した 187 例の前方視的研究では 24 時間以内の熱性けいれんの反復が鎮静性抗ヒスタミン薬内服群で多く，発作持続時間も鎮静性抗ヒスタミン薬内服群で長かった[3]．Miyata らも同様に熱性けいれん 66 人を後方視的に検討し抗ヒスタミン薬内服群での発作持続時間延長を報告している[4]．田中らは熱性けいれん 150 例のうち熱性けいれん重積（15 分以上の発作と定義）がケトチフェン服用群と非服用群（13 例中 1 例 vs. 137 例中 13 例）で有意差がなかったと報告した[5]．しかし，田中らは少数例の検討で確定的なことはいえず，現時点では鎮静効果の少ない抗ヒスタミン薬への変更が望ましいと述べている．Yonemoto らは，熱性けいれん 380 例のうち 70 例が抗ヒスタミン薬を発作が起こる前 24 時間以内に内服していたが，発作が長くなったり，発熱から発作までの時間が短くなったりすることはなかったとしている[6]．Takasu ら

は，熱性けいれん 101 例のうち 23 例が抗ヒスタミン薬を発作が起こる前 6 時間以内に内服していたが，発作の長さには差がなかったとしている[7]．Sugitake らは，熱性けいれん 444 例のうち 43 例が抗ヒスタミン薬を内服していたが，全体の発作の長さの中央値は内服群のほうが短かったと報告した．しかし，第一世代抗ヒスタミン薬内服での検討では，10 分以上のけいれんの率は，非内服群と比較して高かった[8]．さらに，Sugitake らは，自報告を含めて 7 報のメタアナリシスを行った結果，抗ヒスタミン群はわずかに発作が長くなったとしている[8]．Daida らは，熱性けいれん 426 例のうち 24 例が鎮静性抗ヒスタミン薬，25 例が非鎮静性抗ヒスタミン薬を内服，残り 377 例が非内服であったが，発作の長さや率は 3 群で変わらず，24 時間以内の反復率も変わらなかったとしている[9]．以上の報告はいずれも抗ヒスタミン薬の投与量，投与期間，薬剤別の使用者数を明示したものはなく不十分な検討であるが，熱性けいれん自体が発作準備性の高さから発症するとすれば少しでもその特性に影響を与える可能性がある薬剤には「Do no harm」の原則に従い注意すべきである．

なお抗ヒスタミン薬第一世代とは脂溶性が高く血液脳関門を通過しやすく，鎮静効果をもたらす薬剤で，第二世代とは 1983 年以降に市販されたものをいう．ケトチフェンを除くと第二世代は一般に血液脳関門通過性が第一世代よりも低い．鎮静性抗ヒスタミン薬という名称は世代に言及せず鎮静効果のある薬剤という意味で論文には使われている（参考資料 2 参照）．

気管支拡張薬と熱性けいれん

テオフィリン等のキサンチンの熱性けいれんの特性への影響に関してエビデンスの質の高いランダム化比較試験は検索した範囲では皆無である．テオフィリン投与により熱性けいれん発症率，再発率が上昇するというデータはない．抗ヒスタミン薬と同様に発作持続時間を延長させるとする報告が多い．藤巻らは熱性けいれん 278 人を喘息（BA）の合併の有無，テオフィリン使用（Th）の有無で 3 群に分け（① BA（－）169 例，② BA（＋）Th（－）67 例，③ BA（＋）Th（＋）42 例），テオフィリンの影響を検討している．③ BA（＋）Th（＋）群では① BA（－）群に比較し，有意に発作持続時間が延長し，複雑型熱性けいれんの割合も多く，抗ヒスタミン薬併用も多かったと報告している[10]．Haruyama らは，熱性けいれん 265 例の検討でテオフィリンとメキタジン以外の抗ヒスタミン薬併用でいずれも使用しなかった群と比較して使用した群は有意に発作持続時間が延長したと報告している[11]．Odajima らは西日本の 79 の病院へのアンケート調査で 60,634 例の喘息治療中の患者のテオフィリン服用と発作の特性を検討した[12]．テオフィリン服用中の患者の発作は 0.24%（127/54,066）に起こり，非服用中の 0.36%（27/7,568）と有意差はなかった．この発作を起こした総数 154 例のうち詳細な経過が判明した 68 人中テオフィリン服用中の熱性けいれんは 29 人，非服用中は 8 人であった．このうち抗ヒスタミン薬併用は前者で 18 例（62.1%），後者で 1 例（12.5%）であった．両群において年齢，性，発作型，発作持続時間に有意差はなかった．ただし前者では発作持続時間 10 分以上は 3 例，後者では 0 例であった．患者の詳細な年齢分布が不明でまた日本人小児一般と比較して熱性けいれんの発症率が低いように考えられるが理由は不明である．68 人中 8 人がテオフィリン関連けいれんとして別記されている．8 例中 4 例は 4 歳以下，3 例は発作時発熱があり，2 例はテオフィリンの経口と坐剤併用，2 例がマクロライド系抗菌薬投与を受け，7 例は抗ヒスタミン薬（ケトチフェン等）併用を受けていた．小田島らはテオフィリンを製造販売する 2 社に報告された，テオフィリン投与中に発作を発症した 334 例（経口薬 255 例，静注薬 79 例）を解析している[13]．発作症例を検討した背景因子のなかでは，てんかんなどの神経学的素因または発作の既往が最も多く，2/3 以上の症例が発作発症前から有していた．また，後遺症症例（死亡例を含む）の 90% 以上に同様の因子を有し，それらの児の発熱時に多く発症していることがわかった．後遺症の出現には，発熱が最も関連ある因子であり，乳幼児のなかでも 3 歳以下と発作の既往がある児に後遺症症例が多かった．Yoshikawa の報告ではテオフィリン関連けいれん 54 例中 47 例は有熱時に発作を起こし，34 例は 3 歳以下であった[14]．

テオフィリンが中毒濃度で発作を引き起こす可能性があることは確かなことであろう．一方，テオフィリン血中濃度が治療域の場合，発作がどういう機序で起こるのかはいまだ不明といわざるを得ないが，後方視的研究の積み重ねから注意すべき一群が存在することも確かである．

🔗 文献検索式

ヒスタミン薬

● PubMed

（（"Seizures, Febrile"［Mesh］AND（"Histamine Antagonists"［Mesh］OR "Histamine Antagonists"［PA］）AND（"Child"［Mesh］OR "Infant"［Mesh］））OR（（Seizure*［TIAB］OR Convulsion*［TIAB］OR Febrile［TIAB］OR fever［TIAB］）AND（（histamine*［TIAB］antagonist*［TIAB］）OR antihistamine*［TIAB］）））AND（child*［TW］OR infant*［TW］OR pediatric*［TIAB］OR paediatric*［TIAB］））AND（"Epidemiologic Methods"［Mesh］OR "Comparative Study"［PT］OR "Multicenter Study"［PT］OR "Validation Study"［PT］OR（（cohort*［TIAB］OR "comparative study"［TIAB］OR "follow-up"［TIAB］OR "prospective study"［TIAB］OR "Retrospective study"［TIAB］）NOT medline［SB］））

Filters：Publication date from 1983/01/01 to 2020/12/31；

English；Japanese

検索結果　44 件

● 医中誌

（熱性けいれん /TH and "Histamine Antagonists"/TH and 小児 /TH）or（（熱性けいれん /TH and "Histamine Antagonists"/TH）and（CK=新生児，乳児（1～23 ヶ月），幼児（2～5），小児（6～12），青年期（13～18）））or（熱性けいれん /TA or 熱性痙攣 /TA or 発熱 /TI）and（"Histamine Antagonist" /TA or 抗ヒスタミン剤 /TA or ヒスタミン拮抗剤 /TA or 抗ヒスタミン薬 /TA or ヒスタミン拮抗薬 /TA）and（小児 /TA or 幼児 /TA or 子供 TA or 子ども /TA or 児童 /TA or 乳児 /TA）

Filters：Publication date from 1983/01/01 to 2020/12/31；

検索結果　48 件

キサンチン製剤

● PubMed

（（"Seizures, Febrile"［Mesh］AND（"Bronchodilator Agents"［Mesh］OR "Bronchodilator Agents"［PA］OR "Xanthines"［Mesh］）AND（"Child"［Mesh］OR "Infant"［Mesh］））OR（（Seizure*［TIAB］OR Convulsion*［TIAB］OR Febrile［TIAB］OR fever［TIAB］）AND（Xanthine*［TIAB］OR theophylline［TIAB］）AND（child*［TIAB］OR infant*［TIAB］OR pediatric*［TIAB］OR paediatric*［TIAB］））））AND（"Epidemiologic Methods"［Mesh］OR "Comparative Study"［PT］OR "Multicenter Study"［PT］OR "Validation Study"［PT］OR（（cohort*［TIAB］OR "comparative study"［TIAB］OR "follow-up"［TIAB］OR "prospective study"［TIAB］OR "Retrospective study"［TIAB］）NOT medline［SB］））

Filters：Publication date from 1983/01/01 to 2020/12/31；

English；Japanese

検索結果　27 件

● 医中誌

（熱性けいれん /TH and 気管支拡張剤 /TH or Xanthines/TH and 小児 /TH）or（（熱性けいれん /TH and 気管支拡張剤 /TH）and（CK=新生児，乳児（1～23 ヶ月），幼児（2～5），小児（6～12），青年期（13～18））（（熱性けいれん /TA or 熱性痙攣 /TA or 発熱 /TI）and（気管支拡張剤 /TA or 気管支拡張薬 /TA or Xanthine/TA or キサンチン /TA or Theophylline/TA or テオフィリン /TA）and（小児 /TA or 幼児 /TA or 子供 TA or 子ども /TA or 児童 /TA or 乳児 /TA））

Filters：Publication date from 1983/01/01 to 2020/12/31；

検索結果　58 件

▶ さらに検索された文献の参考文献や総説などから得られ，委員会で検討して重要と判断した文献も加えた．

🔗 文献

1）Takano T, Sakaue Y, Sokoda T, et al. Seizure susceptibility due to antihistamines in febrile seizures. *Pediatr Neurol* 2010；**42**：277-279.

2）Zolaly MA. Histamine H1 antagonists and clinical characteristics of febrile seizures. *Int J Gen Med* 2012；**5**：277-281.

3）木村　丈，渡辺陽和，松岡太郎．鎮静性抗ヒスタミン薬の投与により熱性けいれんのけいれん持続時間は延長する．脳と発達 2014；**46**：45-46.

4）Miyata I, Saegusa H, Sakurai M. Seizure-modifying potential of histamine H1 antagonists：a clinical observation. *Pediatr Int* 2011；**53**：706-708.

5）田中政幸，近江園善一．有熱性けいれんの診断及び治療．日小児会誌 2009；**113**：701-705.

6）Yonemoto K, Okanari K, Koga H. Optimal doses of H1 antihistamines do not increase susceptibility to febrile convulsions in children. *Pediatr Neurol* 2018；**87**：42-47.

7）Takasu M, Kubota T, Tsuji T, Kurahashi H, Numoto S, Okumura A. The effects of antihistamines on the semiology of febrile seizures. *Brain Dev* 2019；**41**：72-76.

8）Sugitate R, Okubo Y, Nariai H, Matsui A. The effects of antihistamine on the duration of the febrile seizure：A single center study with a systematic review and meta-analysis. *Brain Dev* 2020 ; **42** : 103-112.

9) Daida A, Yamanaka G, Tsujimoto SI, et al. Relationship between Sedative Antihistamines and the Duration of Febrile Seizures. *Neuropediatrics* 2020 ; **51** : 154-159.

10) 藤巻恭子, 柳垣 繁, 村杉寛子, 佐々木香織. 熱性けいれんに及ぼすテオフィリンの影響の研究 東女医大誌 1999 ; **69** : 677-687.

11) Haruyama W, Fuchigami T, Noguchi Y, et al. The relationship between drug treatment and the clinical characteristics of febrile seizures. *World J Pediatr* 2008 ; **4** : 202-205.

12) Odajima H, Mizumoto Y, Hamazaki Y, et al. Occurrence of convulsions after administration of theophylline in a large Japanese pediatric population with asthma. *Pediatric asthma allergy & immunology* 2003 ; **16** : 163-73.

13) 小田島安平, 中野裕史, 加藤哲司. テオフィリン投与中の痙攣症例に関する臨床的検討. 特に痙攣発症に影響を及ぼす因子について. アレルギー 2006 ; **55** : 1295-1303.

14) Yoshikawa H. First-line therapy for theophylline-associated seizures. *Acta Neurol Scand Suppl* 2007 ; **186** : 57-61.

第2部 各論 7 注意すべき薬剤

●参考資料2　抗ヒスタミン薬と発作に関して

　抗ヒスタミン薬は一般に第一世代と第二世代に分類されている．第一世代は脂溶性が高く血液脳関門を通過しやすく，中枢神経系，特に後部視床下部 - 結節乳頭核に作用して鎮静効果をもたらす．第二世代とは 1983 年以降に市販されたものをいう．

　第一世代にはジフェンヒドラミン塩酸塩（レスタミン®），d- クロルフェニラミンマレイン酸塩（ポララミン®），プロメタジン塩酸塩（ピレチア®），ヒドロキシジン塩酸塩（アタラックス - P®），シプロヘプタジン塩酸塩水和物（ペリアクチン®）などがある．第二世代にはケトチフェンフマル酸塩（ザジテン®），エピナスチン塩酸塩（**アレジオン**®），ロラタジン（**クラリチン**®），フェキソフェナジン塩酸塩（**アレグラ**®），メキタジン（ゼスラン®），アゼラスチン塩酸塩（アゼプチン®），オキサトミド，エバスチン（**エバステル**®），セチリジン塩酸塩（**ジルテック**®），オロパタジン塩酸塩（**アレロック**®），レボセチリジン塩酸塩（**ザイザル**®）などがある．以上のうち 1994 年以降市販された水溶性で鎮静効果の低い薬剤（**太字**）を第三世代とよぶこともある．

　各種抗ヒスタミン薬の脳内ヒスタミン H1 受容体占有率は Yanai ら[1]がヒト前頭葉で ^{11}C-doxepin PET を用いて調べている（図 1）．第二世代はケトチフェンフマル酸塩（ザジテン®）を除くとおおむね脳内移行性は低い．

　Yokoyama ら[2]も幼若マウスの電撃誘発けいれんは成熟マウスのそれよりも持続が長いことを報告し，抗ヒスタミン薬（ケトチフェンフマル酸塩〔ザジテン®〕やマレイン酸クロルフェニラミン〔ポララミン®〕）投与によりそれはさらに持続が長くなるが成熟マウスでは影響を受けないと報告した．乳児の発作のほうが抗ヒスタミン薬の影響で悪化する可能性があるとしている．

　ヒスタミン H1 受容体は前頭葉，側頭葉，海馬に強く分布，小脳と橋には弱く分布する[3]．熱性けいれんの患者の髄液ヒスタミンはコントロールと比較し低値とされ[4]，脳内ヒスタミンレベル（特に間脳）は間代性けいれんの持続時間と逆相関する[5]．

　鎮静性抗ヒスタミン薬の発作誘発性に関してはその鎮静作用による覚醒度の低下，睡眠・覚醒リズムへの影響とともにヒスタミン系の抗発作作用の抑制が考えられる．抗ヒスタミン薬の発達期に

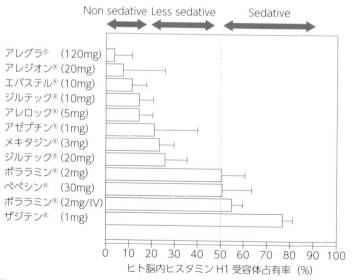

図1　各種抗ヒスタミン薬におけるヒト脳内ヒスタミン H1 受容体占有率
Non sedative（非鎮静性），Less sedative（軽度鎮静性），Sedative（鎮静性，ヒト脳内ヒスタミン H1 受容体占有率 >50%）に分類される．
（Yanai K, Tashiro M. The physiological and pathophysiological roles of neuronal histamine: an insight from human positron emission tomography studies. *Pharmacol Ther* 2007；**113**：1-15 を参考に作成）

おける使用には年齢，基礎疾患，脳内移行性等を考慮した使用が必要である．

　第一世代の抗ヒスタミン薬は添付文書，インタビューフォームには小児に対する用法，用量記載はない．同様に第二世代では以下のような小児適応(年齢)に関する記載がある．

　ケトチフェンフマル酸塩(ザジテン®)：年齢の制限はなく用量記載，てんかんまたはその既往歴のある患者は禁忌，てんかんを除く発作性疾患(熱性けいれんが相当)，またはこれらの既往歴のある患者は慎重投与，エピナスチン塩酸塩(アレジオン®)：3歳以上，ロラタジン(クラリチン®)：3歳以上，フェキソフェナジン塩酸塩(アレグラ®)：6か月以上，メキタジン(ゼスラン®)：年齢の制限はなく小児用量記載，アゼラスチン塩酸塩(アゼプチン®)：記載なし，エバスチン(エバステル®)：記載なし，オキサトミド：年齢の制限はなく小児用量記載，2歳以下に錐体外路障害の注意，セチリジン塩酸塩(ジルテック®)：2歳以上，オロパタジン塩酸塩(アレロック®)：2歳以上，レボセチリジン塩酸塩(ザイザル®)：シロップ薬が6か月以上となっている．用量等の詳細は添付文書，インタビューフォームを参照されたい．

文献

1）Yanai K, Tashiro M. The physiological and pathophysiological roles of neuronal histamine : an insight from human positron emission tomography studies. *Pharmacol Ther* 2007 ; **113** : 1-15.

2）Yokoyama H, Onodera K, Iinuma K, Watanabe T. Proconvulsive effects ofhistamine H1-antagonists on electrically-induced seizure in developing mice. *Psychopharmacology*〔*Berl*〕1993 ; **112** : 199-203.

3）Yanai K, Watanabe T, Yokoyama H, et al. Mapping of histamine H1 receptors in the human brain using〔11C〕pyrilamine and positron emission tomography. *J Neurochem* 1992 ; **59** : 128-136.

4）Kiviranta T, Tuomisto L, Airaksinen EM. Histamine in cerebrospinal fluid of children with febrile convulsions. *Epilepsia* 1995 ; **36** : 276-280.

5）Yokoyama H, Onodera K, Maeyama K, et al. Histamine levels and clonic convulsions of electrically-induced seizure in mice : the effects of alpha-fluoromethylhistidine and metoprine. *Naunyn Schmiedebergs Arch Pharmacol* 1992 ; **346** : 40-45.

各論
8 予防接種

CQ8-1 熱性けいれんの既往がある小児は予防接種をうけてよいか

要約

1. 現行の予防接種はすべて接種してよい．ただし，個別にワクチンの有用性と起こりうる副反応，および具体的な対応策を事前に十分説明し，保護者に同意を得ておく

解説

熱性けいれんの既往がある小児への予防接種の可否

　1994年（平成6年）に予防接種法の大幅な改正が行われ，従来の集団接種（集団防衛）から個別接種（個人防衛）に変わり，接種にかかわる判断も法的行政判断から医学的判断を取り入れたものに変化した．けいれん性疾患を既往にもつ小児においても「禁忌（1年以内にけいれんがあったもの）」とあいまいな「例外規定」から「接種要注意者（原則接種するが，接種に際し注意が必要な対象）」という扱いに変更された．

　そこで熱性けいれん既往児においても従来に比し積極的なワクチン接種基準が希求され，旧厚生省予防接種研究班（前川・粟屋班）の前方視的なパイロットスタディ[1]をもとにした接種基準案について，日本小児神経学会・関連学会および全国の小児科医会と意見・コメント交換が行われた．熱性けいれんは一般小児科医や内科小児科医を含む多くの開業医がかかわることが多いため，接種基準の簡略化が求められ，単純型・複雑型を区別せず，接種時期も最終発作から2～3か月としたガイドラインが日本小児神経学会推薦基準に採択された[2]．

　わが国の熱性けいれん既往児に対する予防接種に関する代表的総説[3,4]もすべてこの学会推薦基準を基本としていた．本ガイドラインの初版[5]はその経緯を踏まえて議論され，予防接種リサーチセンターが毎年発行している予防接種ガイドライン[a]にも反映されるに至っている．

　一方，欧米などの諸外国では，熱性けいれんを既往にもつ小児に対する予防接種についての記述は少なく，特別な基準などは見当たらない．わずかに熱性けいれんとワクチンに関するレビューのなかで，「ワクチン接種が神経疾患を惹起することはない」[6]，「予防接種後の発熱と一般的な発熱の場合でけいれん誘発性には差がない」[7]などの記述があり，熱性けいれん既往児に対する予防接種は，「慎重に接種する」「進行性疾患を除外する」とだけ言及される程度である．海外と日本では，ワクチンそのものも異なっており，また予防接種に対する考え方も違うため，単純には比較できないが，あまり問題視はされていないと考えられる．

　接種後の発熱に際する熱性けいれん発症に関しては，たとえば，2009 influenza A（H1N1）pandemic ワクチン接種後1～3日の熱性けいれん発症リスクは，対象期間に比し2倍程度（95%CI 1.15 to 3.51）高くなるとの報告がある一方で，インフルエンザ自然罹患1日目は対象期間に比し116.70倍（95%CI 62.81 to 216.90），自然罹患1～3日目は10.12倍（95%CI 3.82 to 26.82）熱性けいれん発症

リスクが高まるとの報告がある[8]．明らかにワクチン接種の発作誘発リスクよりも，自然罹患による発作誘発リスクが高いと考えられる．さらに，Deng らは，豪州の小児病院での前方視的検討において，初回熱性けいれんが 1,022 例中 67 例（6%）において様々なワクチン接種後にみられたと報告している．このワクチン接種後熱性けいれんは非ワクチン接種後熱性けいれんと比較して，入院期間，ICU 管理の有無，発作持続時間，24 時間以内の発作再発，退院時に抗てんかん薬を要する例の割合，などに有意差はなかったとし，ワクチン接種後に熱性けいれんを発症しても，以降のワクチン接種を中止する必要はない，と結論づけた[9]．

このように，ワクチン接種により得られる利益よりも，副反応などによる不利益が上回るという報告は現在までみられず，本ガイドラインにおいても「現行の予防接種はすべて接種してよい」とした．

🔗 文献検索式

● PubMed
Febrile seizures/ Vaccination［Major］AND［English［LA］］AND（"1983/01/01"［DP］："2020/12/31"［DP］）
検索結果　109 件

● 医中誌
（熱性けいれん /TH or 熱性けいれん / AL）and（予防接種 /TH or 予防接種 / AL）and（PT- 原著論文，総説）and（PT- 会議録除く）
検索結果　133 件

▶ さらに検索された文献の参考文献や総説などから得られ，委員会で検討して重要と判断した文献も加えた．

🔗 文献

1）前川喜平，粟屋　豊，三牧孝至，永井利三郎．けいれん既往児に対する予防接種．小児科 2000；41：2023-2032.
2）粟屋　豊，三牧孝至．熱性けいれんをもつ小児への予防接種基準．脳と発達 2002；34：162-169.
3）Sugai K. Current management of febrile seizures in Japan : an overview. *Brain Dev* 2010 ; 32 : 64-70.
4）永井利三郎．小児神経疾患と予防接種．小児神経学の進歩 2010；39：45-54.
5）熱性けいれん診療ガイドライン策定委員会，編，日本小児神経学会，監修．熱性けいれん診療ガイドライン 2015．東京：診断と治療社，2015：74-80.
6）Kohl KS, Marcy SM, Blum M, et al. Fever after immunization : current concepts and improved future scientific understanding. *Clin Infect Dis* 2004 ; 39 : 389-394.
7）Cendes F, Sankar R. Vaccinations and Febrile seizures. *Epilepsia* 2011 ; 52（Suppl 3）: 23-25.
8）Bakken IJ, Aaberg KM, Ghaderi S, et al. Febrile seizures after 2009 influenza A（H1N1）vaccination and infection : a nationwide registry-based study. *BMC Infect Dis* 2015 ; 15 : 506.
9）Deng L, Gidding H, Macartney K, et al. Postvaccination Febrile Seizure Severity and Outcome. *Pediatrics* 2019 ; 143 : e20182120.

🔗 参考にした二次資料

a）予防接種ガイドライン等検討委員会．予防接種ガイドライン 2021 年度版．参考 2：予防接種要注意者の考え方．予防接種リサーチセンター，2021；115-116.
ワクチンに関する国内外の最新情報は以下のサイトから閲覧できる（2021 年 12 月時点）．
・厚生労働省：厚生科学審議会（予防接種・ワクチン分科会 副反応検討部会）
http://www.mhlw.go.jp/stf/shingi/shingi-kousei_284075.html
・国立感染症研究所ホームページ
http://www.nih.go.jp/niid/ja/from-idsc.html
・日本ワクチン産業協会ホームページ
http://www.wakutin.or.jp
・Red Book Online（米国小児科学会ワクチン最新情報）
https://publications.aap.org/redbook

CQ8-2 発熱が誘発されやすいワクチンの種別は何か．またその発熱時期はいつ頃が多いか

要約

1. 麻疹ワクチンや小児用肺炎球菌ワクチン接種後の発熱率が比較的高いが，他のワクチン接種後にも発熱する可能性は考慮するべきである

2. 発熱時期は，麻疹（麻疹を含む混合ワクチン）などの生ワクチンは接種後 2 週間以内（特に 7〜10 日）が多く，小児用肺炎球菌ワクチン，Hib ワクチン，DPT-IPV ワクチン（DPT を含む混合ワクチン），日本脳炎などの不活化ワクチンは 1 週間以内（特に 0〜2 日）がほとんどである

解説

CQ 8-1 において，熱性けいれんの既往のある児にも，現行の予防接種はすべて接種してよい，としたが，接種後発熱に伴う熱性けいれん再発の可能性は考慮する必要がある．そのため，各ワクチン後の接種後発熱の頻度，発熱の時期を理解しておくことは重要である．

発熱が誘発されやすいワクチンの種別とその発熱時期

海外の多くの非ランダム化比較コホート調査研究から，麻疹ワクチン（麻疹を含む混合ワクチン）接種後，2 週間以内（7〜10 日）と DPT ワクチン（DPT を含む混合ワクチン）接種後，1 週間以内（特に 0〜2 日）に発熱と発熱に伴う発作が増加するという報告が多い[1-4]．麻疹ワクチン（麻疹を含む混合ワクチン）は約 2〜5 倍，DPT ワクチン（DPT を含む混合ワクチン）では約 4〜6 倍（一部全菌体百日咳ワクチンのデータ）[1]，それぞれ，発作再発の相対頻度を増加させるが，絶対頻度は約 0.05〜0.1％（1,000〜2,000 回接種に 1 回程度）と極めて少なく，問題にはならないと結論している．一方，わが国では多施設共同，1,000 例の熱性けいれん既往児についての前方視的検討で各種予防接種後の熱性けいれん再発例は 10 例（1.0％）でみられたが，すべて単純型熱性けいれんで，いずれもジアゼパム未使用だったという報告がある[5]．そのうち，麻疹ワクチンによる発熱が 25％ と最多で，一般非熱性けいれん児の麻疹ワクチン接種後の発熱率（約 20％ 程度）や麻疹風疹混合ワクチン接種後の発熱率（約 20〜30％）と比べ，熱性けいれん既往児に接種後の発熱が特別多いわけでもないため，予防策を十分行えば安全に接種できるとした．厚生労働省が公表している予防接種後副反応報告書集計報告書・令和元年度予防接種後健康状況調査集計報告[a]に報告されている，各ワクチン接種後の発熱率を表 1 にまとめた．それによると，最も発熱が多くみられたのは肺炎球菌ワクチンの追加接種時の 22.2％ であるが，すべてのワクチンで数％ 程度以上の発熱率が確認できる．ワクチン種別の違いよりも同一ワクチンでも接種回数間の発熱率の相違が大きく，どのようなワクチンでも接種後の発熱の可能性は考慮すべきと考えられた．

表1 各ワクチン接種後の発熱およびけいれん頻度

ワクチン種別		37.5℃以上(%)	38.5℃以上(%)	発熱全体(%)	けいれん(%)
DPT-IPV	1回目	8.1	4.5	12.6	0.0
	2回目	9.3	5.5	14.8	0.0
	3回目	3.7	3.6	7.3	0.0
	追加接種	4.7	7.1	11.8	0.0
MR	1期	7.2	10.2	17.4	0.2
	2期	2.5	4.3	6.8	0.0
日本脳炎	1回目	5.9	9.3	15.3	0.2
	2回目	4.1	5.9	10.0	0.0
	追加接種	3.6	6.2	9.8	0.1
	2期	1.2	1.5	2.7	0.0
Hib	1回目	4.9	2.1	7.0	0.0
	2回目	10.9	5.5	16.4	0.0
	3回目	7.9	4.5	12.4	0.0
	追加接種	6.5	8.6	15.1	0.0
肺炎球菌	1回目	4.9	3.1	8.0	0.0
	2回目	11.3	6.4	17.7	0.0
	3回目	11.0	6.1	17.1	0.1
	追加接種	11.1	11.0	22.2	0.2
水痘	1回目	7.0	12.1	19.2	記載なし
	2回目	3.8	7.4	11.?	記載なし
B型肝炎	1回目	4.0	2.1	6.1	記載なし
	2回目	6.7	4.4	11.0	記載なし
	3回目	3.7	4.1	7.8	記載なし

(厚生労働省. 予防接種後副反応報告書集計報告書・令和元年度防接種後健康状況調査集計報告書. http://www.mhlw.go.jp/content/000805837.pdf より作成)

　ワクチン接種後の発熱については，ほかの感染症などによる発熱と同様の基準でジアゼパムなどの予防策を行ってもよいと考えられる(CQ 4-1 参照)．熱性けいれんの発症時期は多種類(特に生後1歳では麻疹風疹混合ワクチン)の予防接種を効率的に行う時期と重なっているため，熱性けいれん既往児にはあらかじめ発熱時の予防策やけいれん再発時の対処法を指導しておき，保護者のワクチン接種に対する不安や心配を軽減させておきたい．また感染症罹患の機会を減らし，その後の予防接種計画をスムーズにすすめるためにもより積極的なワクチンの接種勧奨が望ましい．

　2013年(平成25年)4月，改正予防接種法が施行され，予防接種法施行規則の改正に伴い，副反応報告システムが改められ，定期ワクチン・任意ワクチンの報告窓口が一本化された．また同時に予防接種実施規則や定期接種実施要領なども改訂された．

　近年，新たに追加された定期接種ワクチン(Hibワクチン・小児用肺炎球菌ワクチン，水痘ワクチン，B型肝炎ワクチン，ロタウイルスワクチンなど)や従来接種状況や副反応などが不明確であった任意接種ワクチン(インフルエンザワクチン・おたふくかぜワクチンなど)の副反応実態やワクチンの単独接種と同時接種の安全性比較に関する知見が集積されつつある[a]．新型コロナワクチンについては，今後，接種対象年齢が熱性けいれんの好発年齢である幼児期にまで拡大された際には，接種後発熱率とそれに伴う発作誘発のリスクを評価し，接種によるメリットとのバランスを十分に検討する必要があると考えられる．

🔗 文献検索式

● PubMed

Febrile Seizures/ Vaccination［Major］AND/OR Vaccine Associated Adverse Effects［MH］

Filters : Publication date from 1983/01/01 to 2020/12/31 ; English : Japanese

検索結果　166 件

● 医中誌

（熱性けいれん /TH or 熱性けいれん / AL）and（予防接種 /TH or 予防接種 / AL）and（ワクチン関連副反応 /AL）and（PT- 会議録除く）and（PT- 原著論文，総説）

検索結果　57 件

▶ さらに検索された文献の参考文献や総説などから得られ，委員会で検討して重要と判断した文献も加えた．

🔗 文献

1）Barlow WE, Davis RL, Glasser JW, et al. The risk of seizures after receipt of whole-cell pertussis or measles, mumps, and rubella vaccine. *N Engl J Med* 2001 ; **345** : 656-661.

2）Vestergaard M, Hviid A, Madsen KM, et al. MMR vaccination and febrile seizures : evaluation of susceptible subgroups and long-term prognosis. *JAMA* 2004 ; **292** : 351-357.

3）Klein NP, Fireman B, Yih WK, et al. Measles-Mumps-Rubella-Varicella combination vaccine and the risk of febrile seizures. *Pediatrics* 2010 ; **126** : e1-8.

4）Sun Y, Christensen J, Hviid A, et al. Risk of febrile seizures and epilepsy after vaccination with Diphtheria, Tetanus, Acellular Pertussis, Inactivated Poliovirus and Haemophilus Influenzae Type B. *JAMA* 2012 ; **307** : 823-831.

5）粟屋　豊．神経疾患と予防接種．小児感染免疫 2007 ; **19** : 420-426.

🔗 参考にした二次資料

a）予防接種後副反応報告書集計報告書・令和元年度防接種後健康状況調査集計報告書．厚生労働省（http://www.mhlw.go.jp/content/000805837.pdf）

CQ8-3 熱性けいれんの既往がある小児に予防接種を行う場合，最終発作からの経過観察期間をどれくらいあければよいか

要約

1. 当日の体調に留意すればすべての予防接種を最終発作からの期間にかかわらず速やかに接種してよい

2. 他疾患との鑑別のために最終発作からの経過観察期間が必要な場合がある

解説

最終発作からワクチン接種までの経過観察期間

熱性けいれんが起こってからの経過観察期間の長短で，接種後の発作誘発リスクは変わるとの報告はない．すでに熱性けいれんと診断され，個別に対応策や予後などの説明や指導が済んでいる場合は，CQ 8-1 に示したように当日の体調に留意しつつすべての予防接種を速やかに受けてよい．

初回の熱性けいれんの場合は，発熱に伴い発作症状をきたす基礎疾患やほかの神経疾患との鑑別・紛れ込みなどを防ぐため，一定の経過観察期間が必要となる場合がある．粟屋は総説で発作後の予防接種までの観察期間として 2〜3 か月ぐらいに留めることを推奨した[1]．その後，最終発作から 2〜3 か月という期間が目安として示されてきたが，その期間には特別なエビデンスはなく，今回のガイドライン改訂では期間の提示は行わないこととした．

なお遷延性熱性けいれん（発作持続が 15 分以上）が既往にある小児については，事前にワクチン接種後の発熱や発作に対する対応策などを小児科あるいは小児神経の専門医との相談も考慮しつつ，保護者と十分に話し合う必要がある．遷延性熱性けいれんの鑑別診断として Dravet 症候群が重要である．ちなみに Dravet 症候群の約 1/3 は予防接種後の発熱を契機として発症し，2/3 は遷延性発作に発展するとされ，従来ワクチン後脳症といわれていた患者のほとんどが本症候群であると考えられている[2]．近年はワクチン後の有熱時発作症例のなかに *SCN1A* 遺伝子変異例も確認されており[3]，ワクチン接種後の熱性けいれん症例への積極的な遺伝子検査がその後の安全なワクチンスケジュールの設定や不要なワクチン接種忌避を防げる可能性があると考察されている．

文献検索式

- PubMed

Seizures, Febrile（Mesh）AND（Vaccination（Mesh）OR vaccines（Mesh）AND Child（Mesh）AND（Time Factors（Mesh）OR Watchful Waiting（Mesh）OR Follow-Up Studies（Mesh））

Filters：Publication date from 1983/01/01 to 2020/12/31；English：Japanese

検索結果　15 件

- 医中誌

（熱性けいれん /TH or 熱性けいれん / AL）and（予防接種 /TH or 予防接種 / AL）and（発作後期間 /TH or 経過観察 /AL）and（PT- 原著，

総説）and（PT- 会議録除く）
検索結果　21 件

▶さらに検索された文献の参考文献や総説などから得られ，委員会で検討して重要と判断した文献も加えた.

🔗 文献

1）粟屋　豊. 熱性けいれん患児に対する予防接種はどのようにすべきか. 小児科 2006 ; **47** : 363-370.
2）Berkovic SF, Harkin L, McMahon JM, et al. De-novo mutations of the sodium channel gene SCN1A in alleged vaccine encephalopathy : a retrospective study. *Lancet Neurol* 2006 ; **5** : 488-492.
3）Damiano JA, Deng L, Li W, et al. SCN1A Variants in vaccine-related febrile seizures : A prospective study. *Ann Neurol* 2020 ; **87** : 281-288.

🔗 参考にした二次資料

a）粟屋　豊，皆川公夫. 熱性けいれんをもつ小児に対する予防接種基準. 粟屋　豊，伊予田邦昭，栗原まな，永井利三郎，編. 神経疾患をもつ小児に対する予防接種ガイドブック. 東京：診断と治療社，2007 : 7-14.
b）けいれん発作の既往あるいは家族歴を有する小児に対する予防接種. 米国小児科学会，編集，岡部信彦，監修. R-Book 2012—最新感染症ガイド—日本版 Red Book. 東京：日本小児医事出版社，2013 : 90-91.

●参考資料3　海外のガイドライン

　人種差や民族差，地域差はあるものの熱性けいれんは小児における発作疾患として頻度の高い疾患であり，いくつかの国において診療ガイドラインが作成されている．代表的なガイドラインの概略を示す．

"Guidelines for the management of convulsions with fever"

　1991年に英国小児科学会とRoyal college of physiciansの合同ワーキンググループが雑誌British Medical Journalに掲載した[1]．本ガイドラインは厳密には熱性けいれんに対してのみのガイドラインではなく，"febrile convulsion"と"convulsion with fever"を分けて考慮することの重要性について述べている．

　初回のけいれんにおいては a)複雑型，b)18か月未満，c)家で早期に医師によって評価できない，d)家の環境が不十分，または保護者の不安が通常より強い場合は入院が望ましいとしている．各種検査は全例にルーチンに行う必要はないとしているが，腰椎穿刺の適応として髄膜刺激徴候がある，複雑型，意識状態が悪い，18か月未満(probably)，12か月未満(almost certainly)をあげている．脳波は単回，複数回の熱性けいれんいずれに対しても有用ではなく，画像上何らかの脳病変が示唆される場合は有用かもしれないと記載している．治療に関しては解熱薬，抗けいれん薬について記載しており，解熱薬はけいれんの再燃を予防するエビデンスはないが，子どもの不快な状態を軽減し脱水を予防する目的で使用されるべきとしている．けいれん時のジアゼパムの経直腸投与は「けいれんがみられた際には速やかに投与すべき」というメンバーと「多くのけいれんは5分以内に止まるためその時間までは投与を待つべき」というメンバーがいるとし，保護者にはけいれんが止まっている場合には投与しないようアドバイスするべきとまとめている．発熱時の予防投与についてはジアゼパム経直腸投与やフェノバルビタールの経口投与は有用かもしれないが，ルーチンの投与は推奨しないと記載している．

　予後のセクションでは神経発達予後は一般的には良好であるとしたうえで，30%の症例において熱性けいれんが再度みられ，初発のけいれんが1歳未満，熱性けいれん，てんかんの家族歴，複雑型のけいれんでは再発のリスクが高くなると示している．保護者への情報のセクションでは保護者へ伝えるべき情報として・有病率や予後を含めた一般的な熱性けいれんについての説明・発熱，けいれんに対してのマネジメント，ジアゼパム経直腸投与について・安心すること，の3点をあげている．

"Practice Parameter：The Neurodiagnostic Evaluation of the Child with a First Simple Febrile Seizure"

　1996年には米国小児科学会(American Academy of Pediatrics：AAP)の分科会が初発の単純型熱性けいれんにおける指針を雑誌Pediatricsに掲載した[2]．小児科医，家庭医，小児神経科医，神経科医，その他熱性けいれんの診療にあたる医療従事者に向けたガイドラインで，腰椎穿刺，脳波，血液検査，神経画像検査についての推奨を示している．

　腰椎穿刺は12か月未満の有熱時の発作がみられた乳児には施行が強く考慮し，12～18か月では考慮すべきであり，18か月以上ではルーチンには推奨されないが髄膜刺激徴候がある場合には推奨されると記載している．脳波は神経学的異常のない児の初回の単純性熱性けいれんでは推奨しないとし，電解質，血算，血糖値を含めた血液検査もルーチンに行うべきではないとしている．また，CTやMRIといった神経画像もルーチンに行わないことを推奨している．本ガイドラインは神経学的異常がそれまでみられていない子どもの初回の単純型熱性けいれんに対するマネジメントのガイドラインであり，長期的な治療についての記述はされていない．

"Febrile Seizures：Guideline for the Neurodiagnostic Evaluation of the Child with a Simple Febrile Seizure"

　AAPは2009年までの文献検索を行い，2011年に前述の神経診断評価のガイドラインを改訂し雑

誌 Pediatrics に掲載した[3]．腰椎穿刺，脳波，血液検査，神経画像の 4 つの Key action statement を示しており，1996 年のガイドラインでは腰椎穿刺を比較的強く推奨していたのに対して，本改訂では髄膜刺激症状や中枢神経感染症が疑われる症状があるものに限定するなど，内容の修正がみられている．

　腰椎穿刺は髄膜刺激症状や中枢神経感染症が疑われる症状があるものに行うべきとの記載のほか，肺炎球菌とインフルエンザ桿菌の予防接種がされていない 6 ～ 12 か月の症例ではオプションとして検討する，有熱時発作の発症前に抗菌薬が投与されている症例では細菌性髄膜炎の症状がマスクされる可能性があるのでオプションとして検討する，と推奨している．脳波は神経学的異常のない単純型熱性けいれんの症例では行うべきではないとし，電解質や血糖値，血算を含めた血液検査や神経画像検査は単純型熱性けいれんの原因検索目的のみではルーチンに行う必要がないと記載している．

"Practice Parameter：Long-term Treatment of the Child with Simple Febrile Seizures"

　1999 年に AAP の分科会が単純型熱性けいれんの長期的な診療における指針を示した[4]．具体的には 1 回ないしは複数回の単純型熱性けいれんに対する抗てんかん薬の継続的な予防内服と解熱薬，抗てんかん薬の間欠的投与について記載しており，継続的な予防内服としてフェノバルビタール，バルプロ酸，カルバマゼピン，フェニトインについて，間欠的な抗てんかん薬の投与として経口のジアゼパムについて示している．フェノバルビタールとバルプロ酸の継続的な投与と経口のジアゼパムの有熱時の予防投与に熱性けいれんの予防効果がみられたものの，熱性けいれんが神経学的な予後が良好な疾患であることと副作用との害と益のバランスから，結論として継続的，間欠的いずれの予防投与も推奨しないと結論づけている．また，推奨の最後には複数回の熱性けいれんは保護者，子どもを不安にさせるため適切な教育と感情へのサポートをするべきであるとまとめている．

"Febrile Seizures：Clinical Practice Guideline for the Long-term Management of the Child with Simple Febrile Seizures"

　2008 年に AAP の分科会が前述の長期的な診療における指針を改訂した[5]．継続的な抗てんかん薬の内服としてフェノバルビタール，プリミドン，バルプロ酸で有熱時のけいれん予防投与の効果を示す文献がみられたことと，カルバマゼピン，フェニトインの予防投与の効果は示されていないことを記載し，ジアゼパムの間欠的投与の熱性けいれんの予防効果を示す研究をあげている．本改訂においても，結論としてやはり熱性けいれんは予後良好なことが多く，継続的な予防治療は推奨しないとしているが，保護者の不安が強い場合は発熱時のジアゼパムの経口投与が熱性けいれんの予防に効果があるかもしれないとしている．また，解熱薬により不快さは軽減しうるが，けいれんの予防効果を示す研究はなく，熱性けいれんの予防にはならないとしている．

"Recommendations for the management of "febrile seizures" Ad hoc Task Force of LICE Guidelines Commission"

　イタリアでは 2009 年にはイタリア抗てんかん連盟（Italian League Against Epilepsy）が雑誌 Epilepsia にガイドラインを掲載した[6]．単純型の熱性けいれんに対するルーチンの血液検査，脳波，画像検査を推奨しないことのほか，腰椎穿刺は①髄膜刺激徴候のある症例には必須，②発作の前に抗菌薬が投与されている場合には十分考慮すべき，③生後 18 か月以上であればルーチンに行う必要はないこと，を記載している．発熱時の抗けいれん薬の予防投与に関しては，①短い期間に頻回に発作がみられた（6 か月で 3 回以上もしくは 1 年で 4 回以上），② 15 分より長い発作がみられた，もしくは止痙に薬剤投与を必要とした．のうち少なくとも 1 つを満たす場合に考慮するとしている．使用する場合は第一選択としてジアゼパムの注腸投与，もしくは口腔投与を発熱時に投与し，8 時間後に解熱が得られていなければ再投与するとしている．その他の選択肢として，バルプロ酸，フェノバルビタールの内服があげられている．

　入院適応に関しても単純型，複雑型に分けて記載している．初発の単純型熱性けいれんでは，18

か月より年齢が上で全身状態が良好であれば入院は必須ではなく保護者への適切な教育を行うべきで，18 か月未満の場合は入院を考慮し腰椎穿刺を含めた検査を行うか経過観察を行うことが推奨されるとしている．すでに熱性けいれんと過去に診断されたことがある場合は入院は必須ではなく保護者への教育を確認しなければならないとし，また過去の熱性けいれんの既往があることは現在の発作が中枢神経感染症によるものであることを否定する根拠にはならないとしている．なお，複雑型の熱性けいれんであれば入院経過観察が推奨されるとしているほか，家の環境が不十分である場合も入院が推奨されると述べている．

　本ガイドラインでは家族への必要不可欠な教育が 1 つのセクションとして設けてある．その内容として，・熱性けいれんについてできる限り詳細に説明する・抗けいれん薬を処方する際はその必要性，適切性を副作用を含め説明する・熱のコントロールについて理解しているか確認する・再発時のマネジメントについて指導する，をあげている．具体的な再発時の指導として，①落ち着いてパニックにならないこと，②衣服（特に首周りの）を緩める，③意識がなければ側臥位にする，④口を開けようとしない，⑤発作の様式と持続時間を観察する，⑥薬もしくは液体を口に入れない，⑦2〜3 分発作が続く場合はジアゼパム 0.5 mg/kg を経直腸投与する，⑧家庭医もしくはその他の医師に連絡する，⑨ 10 分を超えるもしくは薬剤投与後も続く発作，複数回の発作，焦点発作，意識障害の遷延のいずれかがみられた場合は医療的な介入が必要である，の 9 点を記載している．

"Guidelines for Diagnosis and Management of Childhood Epilepsy"

　厳密には熱性けいれんとしてのガイドラインではないが，同じく 2009 年にインド小児科学会が "Guidelines for Diagnosis and Management of Childhood Epilepsy" を発行し，推奨のセクションの 1 つで熱性けいれんについて述べている[7]．このなかで，腰椎穿刺は髄膜炎を疑う症例（特に乳児例）で行うべきであること，脳波や神経画像は単純型の熱性けいれんには不要であることを述べており，熱性けいれん重積，複雑型の熱性けいれん，複数回の熱性けいれんは脳波検査が必要かもしれないとしている．「資源の乏しいインドでは先進国のガイドラインを適応することがむずかしいことがある」と記載しており，熱性けいれんの予防として間欠的なクロバザムの内服が有用であるとしているほか，2 分以上発作が持続する場合はジアゼパムの注腸，頬粘膜もしくは鼻腔内へのミダゾラムの投与を家族に指導してもよいと説明している．

🔗 文献

1）Guidelines for the management of convulsions with fever. Joint Working Group of the Research Unit of the Royal College of Physicians and the British Paediatric Association. *BMJ* 1991 ; **303** : 634-636.

2）Practice parameter : the neurodiagnostic evaluation of the child with a first simple febrile seizure. American Academy of Pediatrics. Provisional Committee on Quality Improvement, Subcommittee on Febrile Seizures. *Pediatrics* 1996 ; **97** : 769-772.

3）Subcommittee on Febrile Seizures ; American Academy of Pediatrics. Neurodiagnostic evaluation of the child with a simple febrile seizure. *Pediatrics* 2011 ; **127** : 389-394.

4）Practice parameter : long-term treatment of the child with simple febrile seizures. American Academy of Pediatrics. Committee on Quality Improvement, Subcommittee on Febrile Seizures. *Pediatrics* 1999 ; **103**（6 Pt 1）: 1307-1309.

5）Steering Committee on Quality Improvement and Management, Subcommittee on Febrile Seizures ; American Academy of Pediatrics. Febrile Seizures : Clinical Practice Guideline for the Long-term Management of the Child with Simple Febrile Seizures. *Pediatrics* 2008 ; **121** : 1281-1286.

6）Capovilla G, Mastrangelo M, Romeo A, Vigevano F. Recommendations for the management of "febrile seizures" : Ad hoc Task Force of LICE Guidelines Commission. *Epilepsia* 2009 ; **50**（Suppl 1）: 2-6.

7）Expert committee on pediatric epilepsy, Indian academy of pediatrics. Guidelines for diagnosis and management of childhood epilepsy. *Indian Pediatr* 2009 ; **46** : 681-698.

索　引

索引

和文

欧文

熱性けいれん（熱性発作）診療ガイドライン 2023

ISBN978-4-7878-2564-3

2023 年 1 月 1 日　初版第 1 刷発行
2023 年 5 月 22 日　初版第 2 刷発行

熱性けいれん診療ガイドライン 2015
　　2015 年 3 月 29 日　初版第 1 刷発行
　　2015 年 7 月 27 日　初版第 2 刷発行
　　2016 年 7 月 21 日　初版第 3 刷発行
　　2018 年 5 月 28 日　初版第 4 刷発行

監　修	一般社団法人　日本小児神経学会
編　集	熱性けいれん診療ガイドライン改訂ワーキンググループ
発 行 者	藤実彰一
発 行 所	株式会社　診断と治療社
	〒 100-0014　東京都千代田区永田町 2-14-2　山王グランドビル 4 階
	TEL：03-3580-2750（編集）　03-3580-2770（営業）
	FAX：03-3580-2776
	E-mail：hen@shindan.co.jp（編集）
	eigyobu@shindan.co.jp（営業）
	URL：http://www.shindan.co.jp/
印刷・製本	広研印刷 株式会社

© 一般社団法人　日本小児神経学会，2023. Printed in Japan.　　　　　［検印省略］
乱丁・落丁の場合はお取り替えいたします．